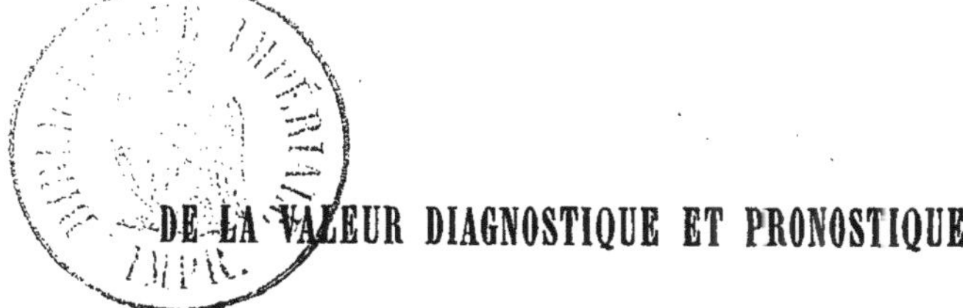

DE LA VALEUR DIAGNOSTIQUE ET PRONOSTIQUE

DE LA

TEMPÉRATURE ET DU POULS

DANS QUELQUES MALADIES

A. PARENT, imprimeur de la Faculté de Médecine, rue M.-le-Prince, 31.

DE LA VALEUR

DIAGNOSTIQUE ET PRONOSTIQUE

DE LA

TEMPÉRATURE ET DU POULS

DANS QUELQUES MALADIES

PAR

Le Dr J.-F.-A. ANFRUN

PARIS

ADRIEN DELAHAYE, LIBRAIRE-EDITEUR

PLACE DE L'ÉCOLE-DE-MÉDECINE

1868

DE LA VALEUR

DIAGNOSTIQUE ET PRONOSTIQUE

DE LA

TEMPÉRATURE ET DU POULS

DANS QUELQUES MALADIES

INTRODUCTION

La science, dans son acception la plus vaste, est la connaissance des faits, de quelque ordre qu'ils soient, et des lois qui président à leur accomplissement.

L'observation est donc le plus puissant et l'indispensable auxiliaire de la science, auxiliaire d'autant plus précieux qu'elle est plus rigoureuse, plus précise, plus contrôlée.

En médecine, les anciens ont été de grands et profonds observateurs, si bien qu'ils ne nous ont guère laissé de quoi glaner dans le champ de la science, et que la plupart des découvertes que s'attribuent les modernes se retrouvent au moins en germe dans les œuvres de ceux qui nous ont précédés.

Le seul avantage que nous puissions à bon droit revendiquer à notre profit, c'est que nos observations offrent plus de rigueur et de précision, grâce aux instruments et aux ressources que le progrès de la physique et de la chimie met entre nos mains.

Mais, la connaissance des faits ne constitue pas à elle seule la science, pas plus en médecine que dans aucune autre branche des connaissances humaines. Il faut arriver aussi à la connaissance des lois en vertu desquelles se produisent les faits. Les lois sont les causes qui produisent les faits, et c'est cette connaissance des causes qui a été, qui est, et qui sera sans doute toujours l'écueil contre lequel viendra échouer l'esprit d'investigation du chercheur scientifique.

Mais loin du travailleur le découragement, les progrès déjà faits doivent être un puissant stimulant pour les progrès à faire.

L'élan suivi par les modernes consiste surtout dans le contrôle et l'observation rigoureuse des faits. Je ne parle ici que de la science médicale. Des faits nombreux souvent observés, bien décrits, habilement groupés, assez répétés pour être soumis à des caractères généraux, tels sont les éléments que chacun apporte à la construction de l'édifice scientifique, jusqu'à ce que vienne le jour où l'édifice, suffisamment achevé, pourra recevoir son couronnement.

Je ne prétends pas annoncer ce jour, mais faisons comme s'il devait luire dans un avenir plus ou moins éloigné.

Obéissant à ces pensées, encouragé par mon cher et honoré maître, M. le professeur Monneret, j'ai spécialement dirigé mes observations, pendant dix mois d'assiduité dans les hôpitaux, sur la température et le pouls dans les maladies. C'est le modeste fruit de mes efforts que je me propose d'exposer dans ce travail.

Ce sujet m'avait séduit tout d'abord, mais plus tard, quand j'ai eu pris un certain nombre d'observations, il m'a paru bien plus intéressant encore. Que de fois, les doigts placés sur l'artère radiale, et l'œil fixé sur la trotteuse d'une montre à secondes, me suis-je dit : Voilà un malade qui a le pouls presque normal. J'avais compté 80 pulsations.

Ou bien encore : «Voilà un pouls bien fréquent ; ce malade, ou plutôt cette malade, doit avoir de la fièvre. J'avais compté 112... 120 pulsations.

Or, souvent, dans le premier cas, le thermomètre marquait 40°, dans le second 37°, 5 ou 38 à peine.

Mais n'anticipons pas.

La température et le pouls dans les maladies ont dans tous les temps attiré l'attention des médecins. Ce sont deux éléments précieux de diagnostic et de pronostic.

La température a été moins étudiée que le pouls, sans doute parce que nos devanciers ne possédaient pas des notions aussi complètes en physique et en chimie et des instruments précis pour la mesurer.

Le pouls a été l'objet d'études et de travaux plus nombreux.

«On peut ramener à deux sortes les changements que l'état de maladie imprime aux pulsations artérielles.

«Les uns sont appréciables dans chaque battement (vitesse, lenteur, dureté et mollesse, grandeur et petitesse, faiblesse et force) ; les autres ne sont sensibles que par la comparaison de plusieurs battements entre eux, (fréquence et rareté, irrégularité, inégalité, confusion) » (Chomel, *Pathol. gén.*).

Dans les observations rapportées plus loin, je me suis surtout attaché au nombre des pulsations. Les autres modifications du pouls se sentent mieux qu'elles ne se décrivent, et sont, du reste, très-variables suivant l'âge, le sexe ou l'état du support.

Avant d'exposer mes observations, je dois dire comment je les ai recueillies.

Elles appartiennent toutes au service de M. le professeur Monneret, à l'hôpital de la Charité.

J'en ai une centaine qui représentent plus de trois mille températures et autant de pouls.

Je les ai toutes prises moi-même et j'y ai apporté tout le soin et toutes les précautions dont j'ai été capable.

La température a toujours été prise dans le creux de l'aisselle. J'ai évité de placer le thermomètre dans des régions où il serait difficile de l'appliquer dans la pratique, comme par exemple dans les cavités naturelles.

Les malades répugneraient à ce genre d'observation, et comme je me suis proposé avant tout un point de vue pratique et utile pour le malade, j'ai toujours pris mes observations thermométriques dans une région d'un accès toujours facile et d'une température plus élevée et plus constante que dans toute autre située à la surface du corps.

Le thermomètre à température animale est un instrument très-portatif, d'une longueur de 20 centimètres environ, de la grosseur d'un crayon ordinaire. Il est construit de manière à accuser de très-petites variations de température. Pour lui donner ce genre de sensibilité, on soude une tige très-capillaire à un réservoir un peu gros et cylindrique. La tige est divisée en un nombre limité de degrés, par exemple de 20 à 46 ou 47, et chaque degré, divisé par exemple en cinq espaces qui représentent de doubles dixièmes, occupe sur la tige une certaine longueur. On peut donc, à l'aide de cet instrument, mesurer la température à un dixième de degré près.

Mais la construction en est délicate, elle demande certaines précautions et présente quelques difficultés qui l'ont fait tenir à un prix relativement élevé (1).

On construit, en Allemagne, des thermomètres gradués sur papier, à réservoir sphérique, à tige déviée et renfermée dans une sorte de gaîne en verre, avec l'échelle graduée.

Ces instruments m'ont paru d'un usage moins fidèle et moins facile que les thermomètres construits à Paris, à tige droite, et décrits plus haut. Ces derniers sont ceux adoptés par l'Ecole de médecine de Paris et employés dans les services de clinique.

Entre autres avantages qu'ils présentent sur ceux d'Allemagne, c'est de s'appliquer plus facilement dans le creux axillaire, ce qui est important pour l'exactitude des observations.

La fièvre a ses paroxysmes ; il en est qui ont lieu dans la période nychthémère, d'autres sont liés aux diverses phases de la manifestation morbide. Dans l'un et l'autre cas, il est utile de les constater. Le pronostic peut en être éclairé et il peut en tirer des indications précieuses pour le traitement.

Dans cette vue, j'ai pris mes observations à deux époques différentes du nychthéméron, savoir : de sept à huit heures le matin et de cinq à six heures le soir.

(1) Se trouve chez M. Emile Rousseau, rue des Ecoles, 66.

Faut-il laisser le thermomètre placé dans l'aisselle du malade pendant beaucoup de temps pour qu'il atteigne le degré le plus élevé auquel puisse le porter la température du malade?

J'ai fait à cet égard plusieurs expériences. Sur le même malade j'ai souvent laissé le thermomètre en observation pendant quinze et vingt minutes, ayant soin de noter le degré de température indiqué après 5, 7, 8, 10, 12, 15, ... 20 minutes, et je suis arrivé à cette conclusion que quinze minutes suffisent pour que le thermomètre se mette en équilibre de température avec les parties qui le touchent. Au bout de ce laps de temps, il cesse de monter.

Il ne saurait entrer dans le cadre de ce travail de traiter de la température comparée des animaux à température fixe, ni de celle des diverses parties du corps humain, non plus que des sources de la chaleur animale.

Ces questions et toutes celles qui s'y rattachent ont été l'objet de recherches et de travaux importants.

Depuis une dizaine d'années notamment, la température morbide a été suivie, surtout en Allemagne. (Recherches de Traube, Baerensprung, Thierfelder, Thomas et surtout Wunderlich.)

Parmi les ouvrages publiés, en France, sur la matière on peut citer :

DULONG : De la chaleur animale.

DESPRETZ : Recherches expérimentales sur les causes de la chaleur animale.

BECQUEREL et BRESCHET : Mémoires sur la chaleur animale.

GAVARRET : Recherches sur la température du corps dans la fièvre intermittente.

Roger : Recherches expérimentales sur la température des enfants.

Wurtz : De la production de la chaleur dans les êtres
organisés. (Thèse de concours, 1847.)

Gavarret : De la chaleur produite par les êtres vi-
vants.

Trousseau : Leçons cliniques de l'Hôtel-Dieu.

Charcot : De l'état fébrile chez les vieillards. (*Gazette
des hôpitaux*, juin 1866.)

Hirtz : Nouveau Dictionnaire de médecine et de chirurgie pratiques de Jaccoud (1867).

Jaccoud : Leçons cliniques de la Charité (1867).

L'étude de la température ne saurait présenter un
véritable intérêt que depuis l'invention du thermomètre.
Cette découverte date de la fin du xvie siècle. Elle est
attribuée par les uns à Galilée, par d'autres à un médecin hollandais ou à un médecin vénitien. Ce n'est que
depuis quelques années que le thermomètre est appli-
qué à l'étude de la température dans les maladies.

Mes observations se composent de quatre colonnes de
chiffres et de l'exposé des symptômes observés chez les
malades.

Deux colonnes sont consacrées à inscrire la température du matin et celle du soir. La lettre T indique la
température ; M, signifie *matin*, S, *soir*.

Le deux autres colonnes indiquent le nombre de pulsations artérielles. La lettre P indique le *pouls*.

Plusieurs planches sont placées à la suite des observations. Elles représentent des degrés égaux indiqués
par des lignes horizontales, avec un numéro d'ordre.
Chaque degré est divisé en cinq espaces qui représen-

tent chacun deux dixièmes de degré. Les lignes verti-
cales indiquent : les plus grosses, les jours, désignés
par les dates du mois, et les plus fines servent à distinguer la température du matin et celle du soir; c'est ce
qu'indiquent les lettres M. S. placées au coin du tableau
en haut et à droite. Sur ces planches sont tracées des
lignes brisées qui figurent d'une manière plus saisis-
sante que les chiffres, les oscillations thermométriques.
Pour les trois premières courbes, j'ai placé le nombre
des pulsations artérielles sur le point thermométrique
correspondant, afin de mieux faire ressortir le rapport
des deux symptômes.

Je crois devoir déclarer qu'avant de prendre mes
observations et de faire mon travail, je n'avais connaissance d'aucun ouvrage sur la matière.

Fièvre typhoïde. — A l'état physiologique, la température de l'homme oscille entre 37° et 37°, 5.

Dans l'état pathologique, cette température s'élève ou s'abaisse. Dans le premier cas on dit qu'il y a fièvre, dans le second, algidité.

Y a-t-il un rapport constant entre l'élévation et l'abaissement de la température et les maladies ?

La réponse à cette question ne peut résulter que d'observations nombreuses et bien faites. De plus elle ne saurait être absolue, à cause des influences multiples dont il faut tenir compte dans la pathologie humaine. Cependant l'expérience peut conduire à une conclusion telle que, d'une manière générale sinon absolue, on puisse formuler un rapport intime et constant entre les divers états morbides et les variations thermométriques.

C'est surtout dans les pyrexies qu'il importe de connaître d'une manière précise la température des malades.

On caractérise surtout l'état fébrile par l'élévation de la chaleur et par l'accélération du pouls.

De ces deux caractères, quel est le plus constant et partant le plus sûr ? C'est inconstablement le premier, c'est-à-dire l'élévation de la température. Il arrive, en effet, quelquefois que le pouls ne s'accélère pas d'une manière notable. S'il y a état fébrile et que le praticien base son diagnostic sur ce caractère et sur la sensation de chaleur que lui donne le simple contact de sa main

avec le corps du malade, il sera exposé à bien des mé-
prises et maintes fois un état fébrile très-marqué et
même grave pourra lui échapper.

L'observation qui porte le n° 3 en offrirait un exemple remarquable.

Cet homme, âgé de 28 ans, glacier, d'une bonne
santé habituelle, est pris de fièvre continue, le 20 février environ ; il entre à l'hôpital le 25 ; à la visite du
soir, il a 40°,5 de chaleur et 84 pulsations. Jusqu'au
10 mars, c'est-à-dire au dix-huitième ou vingtième jour
de sa fièvre typhoïde, son pouls n'a pas atteint une seule
fois 100 pulsations, tandis que la température s'est élevée jusqu'à 40°,6.

Ce pouls qui ne bat que 15 à 20 fois par minute de
plus qu'à l'état normal, l'aspect général du malade,
ses réponses nettes, précises, et la mesure approximative du calorique par la main seule, toutes ces circonstances ne peuvent-elles pas inspirer une dangereuse
sécurité au praticien? Et celui-ci dès lors ne peut-il pas
se relâcher dans ses prescriptions et porter un diagnostic bénin, d'où un traitement inopportun? Car, de son
ennemi on se garde suivant qu'on le redoute.

Le malade dont s'agit, arrivé au vingtième jour de
sa fièvre, au pouls relativement peu fréquent, voit sa
température s'élever et le pouls monter au delà de
100 pulsations. Cette augmentation de fréquence du
pouls coïncide avec des phénomènes adynamiques d'a-
bord, puis ataxo-adynamiques.

Le 13 mars, le pouls du matin est à 96 pulsations, celui du soir à 98, la température du matin est à 40°,3, et
celle du soir à 41°,4, point le plus élevé qu'elle ait atteint
dans le cours de la maladie. Quelle indication le prati-

cien peut-il tirer ici du *pouls* et d'une température mesurée à *la main?* Chez ce malade, le pouls a toujours été ample et fort jusqu'au 15 mars. N'y a-t-il pas de quoi se faire un peu illusion ? Il y a, dira-t-on, des indications fournies par l'état général. C'est vrai, mais nous ne sommes encore, au 13 mars, qu'au début des phénomènes atoxo-adynamiques; ces phénomènes ne sont pas encore caractérisés, et il me semble qu'ils sont admirablement annoncés par ce surcroît dans la production du calorique. Cette élévation du thermomètre ne semble-t-elle pas se montrer là comme le cri d'alarme de l'organisme, en présence d'une attaque plus terrible de l'ennemi morbide ?

Telle est du moins ma conviction.

Pendant dix à onze jours (du 13 au 23 mars), le thermomètre était constamment au-dessus de 40° le soir, et quelquefois le matin.

Ainsi, dans cette observation, température élevée entre 40° et 41° jusqu'au trentième jour de la maladie, accidents graves, surtout du vingtième au trentième jour ; pouls relativement peu fréquent. Une lutte suprême a été engagée pendant trente jours, au moins entre l'affection morbide et l'organisme de notre malade. Les scènes intimes de ce drame se traduisent, pour l'observateur, par l'altération des phénomènes fonctionnels, mais la trace et les péripéties en sont *sûrement* indiquées par le thermomètre.

(Voir la courbe thermométrique, pl. I.)

Passons à d'autres exemples :

La fièvre typhoïde de l'observation 1 se passe d'une façon assez bénigne. Qu'indique le tableau des températures ? Le thermomètre s'est élevé six fois seulement à 40°.

Dans l'observation 2, l'affection atteint un degré d'acuité extrême, les actes morbides paraissent graves et se continuent jusqu'au 11 février ; cependant le thermomètre a *baissé* dès le 10. Cet abaissement, marqué surtout le matin, ne semble-t-il pas annoncer l'amendement ?

La malade de l'observation 4 a eu eu une fièvre continue grave, caractérisée surtout par les phénomènes abdominaux et de nombreuses épistaxis, avec circonstance aggravante de puerpéralité à la période de lactation. Les dix premiers jours qu'elle passe à l'hôpital, la température se tient constamment au-dessus de 39° le matin et de 40° à 41° le soir. Ici encore, le pouls atteint à peine 100 pulsations ; ici encore les symptômes ne commencent à s'amender que *vingt-quatre heures* après l'abaissement de température.

Obs. V. — Fièvre continue bénigne. — La température ne monte que six fois à 40° et quelques dixièmes, le pouls atteint à peine 100 pulsations, et il est le plus souvent au-dessous de 90. A la fin du second septénaire, la température se rapproche sensiblement de la normale, et la convalescence est rapide.

Obs. VI. — (Voir la pl. II.) Fièvre continue grave. — La température se tient presque toujours à 40° et au-dessus, mais rarement au-dessous, jusqu'à la fin du troisième septénaire. C'est le 17 *mai* qu'elle descend au-dessous de 40°, pour n'y plus remonter ; c'est le 19 que les symptômes et l'état général paraissent amendés. Le pouls se tient, en moyenne, entre 75 et 80 pulsations.

Obs. VII. — (Pl. III.) — Ce cas de fièvre typhoïde s'est terminé par la mort. Chez ce malade, la température atteint un degré plus élevé le soir et le matin que dans les observations précédentes. Nous avons bien vu le thermomètre s'élever parfois à 41° et un peu au-dessus même, mais ici c'est une série de températures tenues entre 41° et 41°,5 le soir; il n'y a qu'une exception, c'est le 24 mai. Ce jour-là, 15 centigrammes d'émétique, administrés le matin, avaient provoqué des vomissements abondants et amené un abaissement de la calorification.

Le matin, série de températures au-dessus de 40°, ou à 40° au moins.

Ici, encore, le thermomètre autorise à porter un diagnostic précis, et cela bien plus sûrement que les autres symptômes. Le pouls, par exemple, donnait-il chez ce malade la mesure de sa fièvre? Le 25 et le 26 mai, 92 et 96 pulsations correspondaient à 41°, 5 de chaleur, et jusqu'au 29, les autres symptômes fournis par le malade ne paraissaient pas tellement graves, qu'on dût porter un pronostic fâcheux.

Et maintenant, si l'on envisage la valeur pronostique de la température, quel enseignement le praticien ne peut-il pas en tirer, surtout dans le traitement de cette cruelle fièvre typhoïde, aux formes si variées et si diverses. La maladie peut avoir une durée très-variable depuis deux septénaires jusqu'à deux mois (obs. 3). Après un début assez bénin, elle peut acquérir de la malignité. Avec le thermomètre, on peut suivre toutes les évolutions de l'affection, modifier le traitement suivant les indications et surtout être tenu en éveil à la suite d'une élévation notable de la chaleur.

Des observations déjà citées, et de plusieurs autres

qui ne peuvent trouver place dans ce travail, je crois pouvoir tirer les conclusions suivantes :

1° Entre l'indication thermométrique et l'état général du malade il y a un rapport réel, apparent ou non, constant et direct.

2° Les symptômes appréciables chez le malade ne sont pas toujours en proportion avec l'état actuel de la température, c'est-à-dire que celle-ci peut être élevée, sans que les symptômes observés présentent une gravité proportionnelle.

3° Les variations thermométriques précèdent et annoncent, plusieurs heures à l'avance, les degrés d'aggravation ou d'amélioration de la maladie.

On peut s'en convaincre en lisant attentivement les observations rapportées.

4° Lorsque au début d'une fièvre continue, ou même pendant son cours, le thermomètre monte à 41° et au-dessus, et s'y maintient plusieurs jours, les symptômes s'aggraveront et le pronostic est à peu près fatal.

5° Si, au contraire, la température monte parfois jusqu'à 41° et au-dessus, sans s'y maintenir, le pronostic est grave, mais non fatal. Elle annonce, dans l'état du malade, une aggravation qui se traduit par un symptôme nouveau, ou l'exaspération de quelque symptôme existant. Mais, si, malgré la continuation de ce symptôme aggravé, la température redescend, on peut en conclure que l'état général ne s'aggrave pas, et que les actes morbides observés n'ont pas de malignité.

6° Une fièvre continue qui parcourt ses périodes à une température maximum de 40° à 41° peut être considérée comme une fièvre qui guérira.

7° Quand le thermomètre commence à descendre,

surtout le soir, lors même que les symptômes ne s'amenderaient pas, il est presque certain qu'ils sont à la veille de s'amender.

Rhumatisme articulaire aigu.

Je passe maintenant à d'autres maladies.

Les observations 8 et 9 appartiennent à deux rhumatisants, âgés l'un de 25, l'autre de 30 ans. Tous les deux ont eu une attaque de rhumastisme violente. Les douleurs articulaires avec gonflement et impossibilité des mouvements, l'appareil fébrile, la sudation, la sensation de chaleur extrême, ont caractérisé la manifestation morbide chez l'un et l'autre malade. La durée de cette manifestation a été de deux à trois septénaires. Le malade qui fait l'objet de l'observation 8 a été traité par la stibiation, celui de l'observation 9 l'a été par le sulfate de quinine. Dans l'un et l'autre cas la température a été à peu près la même, peut-être un peu moins élevée chez le malade stibié, mais l'évolution de l'attaque a eu la même durée. Les indications thermométriques ont oscillé entre 39° et 40° jusqu'à la fin du second septénaire pour le premier malade, et autour de 38° pendant le troisième septénaire.

Mêmes remarques pour le second malade, avec cette différence que la température a été un peu plus élevée de quelques dixièmes de degré.

De ces deux observations on peut donc conclure que dans le rhumatisme articulaire aigu généralisé, la température ne dépasse guère 40° degrés et qu'à l'aide du thermomètre on peut prévoir et annoncer la décroissance de l'attaque,

Pneumonie. — Ce travail renferme sept observations de pneumonie. Ces observations ne se ressemblent pas. C'est ici le cas de rappeler la distinction établie par les auteurs entre la pneumonie essentielle, protopathique et la pneumonie secondaire, symptomatique ou deutéropathique. On a établi plusieurs différences entre ces deux catégories de la même maladie, le thermomètre vient en ajouter une autre dont on ne se préoccupe peut-être pas assez.

Le praticien recherche avec le plus grand soin les signes qu'il peut tirer de la vibration thoracique de la percussion, de l'auscultation, de la voix, de l'expectoration, de l'état général..., mais ici encore et surtout, il peut demander au thermomètre un témoignage qui sera réel, précis, positif, et comme la résultante, la synthèse de tous les autres signes. J'ai, en effet, remarqué dans presque toutes les observations que j'ai pu prendre, un rapport direct et constant entre les variations thermométriques et l'évolution des maladies. Nous jugeons les maladies ou plutôt les malades d'après les symptômes qui frappent nos sens, mais l'état réel, intime du malade nous échappe. Notre œil ne peut suivre ce drame mystérieux qui se passe dans l'intimité de notre substance. La nature nous dérobe la plupart de ses secrets.

Ne pourrions-nous pas, à l'aide d'un moyen emprunté à la nature même, soulever un coin de ce voile qui nous cache ce que nous avons tant intérêt à connaître? Ce thermomètre qui s'élève ou s'abaisse en vertu d'une loi physique invariable ne nous révèle-t-il pas, sinon la cause, au moins l'effet de cette lutte intérieure qui se livre dans la profondeur de nos organes, et cet effet, une fois connu, ne sommes-nous pas autorisés à espérer ou à craindre, à rassurer ou à consoler?

C'est surtout le pronostic qui peut s'éclairer des données thermométriques dans la pneumonie à marche essentiellement aiguë et rapide.

Dans la pneumonie franche, protopathique la température est généralement plus élevée, elle baisse moins rapidement et diffère peu le matin et le soir. Sa durée est de un à deux septénaires; ses symptômes sont plus accusés, plus aigus. Si la terminaison doit être fatale, la marche est rapidement mortelle. Dans cette forme de la pneumonie quelles sont les indications thermométriques? Il y a d'abord quelques températures élevées à 40° et au-dessus, mais en petit nombre, puis elles baissent à 39° environ où elles restent stationnaires trois à quatre jours. Si la maladie doit se terminer heureusement les symptômes locaux s'amendent, ainsi que l'état général, le *pouls diminue* au lieu d'augmenter de fréquence, puis enfin, vers le milieu du second septénaire, la température tombe à 38° pour redevenir bientôt tout à fait normale.

Si, au contraire, la maladie doit avoir une terminaison funeste, la température, comme dans le cas précédent, se maintient bien à 39° environ, mais le *pouls s'accélère*, la tension artérielle diminue, l'état général s'aggrave et le malade ne tarde pas à succomber.

Dans les observations 11 et 12 les malades ont succombé l'un au septième, l'autre au huitième jour de la maladie. Chez le premier j'ai compté jusqu'à 48 inspirations le jour de la mort et 52 chez le second quarante-huit heures avant la mort.

1868. — **Anfrun.**

L'observation 13, terminée par la guérison, est un type de pneumonie protopathique à marche régulière.

L'observation 15 est un type exceptionnel. Après un début franchement inflammatoire et très-aigu, la maladie a présenté, au treizième jour, un caractère typhoïde qui a compromis et retardé la guérison.

Dans les pneumonies secondaires la température est *moins élevée* (39° environ), elle *baisse plus rapidement,* elle présente une plus grande différence le matin et le soir, et le pouls acquiert rarement une grande fréquence (obs. 10).

Il est un acte morbide souvent qualifié de pneumonie secondaire, et que M. le professeur Monneret distingue sous le nom de *congestion pulmonaire.*

L'observation 14 en fournit un exemple. Soixante-douze heures après le début de la maladie, la température du soir était de 38°,8 ; le lendemain matin, elle était normale et le pouls à 68 pulsations.

Pleurésies. — (5 observations.)

La première (obs. 17, pl. 5) est vraiment remarquable. Le malade est un jeune homme de 25 ans, qui entre à l'hôpital au dixième jour environ de sa maladie. Jusqu'au vingtième jour (30 janvier), la température du soir atteint presque 40°, et depuis le quinzième jour, elle augmente le matin. Enfin, le 31 janvier, elle marque 41° le soir ; pouls à 120.

Le 1er février, à la visite du matin, on constate un épanchement péricardique qui est immédiatement combattu. Les jours suivants, le thermomètre ne baisse pas, le 3, le 5, le 6, il est encore à 41°. Le 7 février, M. le professeur Monneret diagnostique une pneumonie du sommet avec tuberculisation aiguë. Les jours suivants, et presque jusqu'à la sortie du malade le 24 février, le thermomètre se tient constamment à 39° et au-dessus.

En présence de cette série de températures, de ces incidents morbides graves, tels que la péricardite et la pneumonie du sommet, qui viennent aggraver l'état du malade et compliquer l'acte morbide primitif, n'est-il pas évident que le thermomètre est l'expression réelle de l'état général du malade ; n'est-il pas vrai que le praticien, qui prendra la température de ses malades, sera avantageusement servi par son thermomètre qui lui servira souvent d'éclaireur, comme chez ce malade, pour l'avertir du danger?

Dans la seconde (obs. 18), le malade a un épanchement qui va crescendo jusqu'à l'imminence d'asphyxie. Le thermomètre s'est tenu ferme à 40° environ.

La thoracentèse est résolue et pratiquée le 1er mars. La température tombe immédiatement d'un degré et demi environ. Elle se relève bien un peu les jours suivants, mais avec tendance à baisser à mesure que la résolution se fait. Le pouls a été presque constamment au-dessous de 100 pulsations.

Dans la quatrième (obs. 20), les indications thermométriques ne sont pas moins remarquables et moins précises. La maladie a débuté le 22 mars. Le 26 au matin, température 39°,2 ; pouls 142 ; le soir température 38°,1 ; pouls 120. A partir de ce moment, la température baisse chaque jour un peu, le pouls reste très-fréquent et très-faible. Le 31 pourtant au soir, je note une température exceptionnelle (39°,2). Le lendemain, 1er avril, on constate un *hydropéricarde*, et la température continue à baisser jusqu'au 8 avril, jour du décès de la malade.

Ainsi décroissance graduelle de la température jusqu'au-dessous de la normale, fréquence et petitesse du pouls, voilà des circonstances qu'il faut rapprocher et auxquelles on peut attacher un pronostic fâcheux.

Varioloïdes. — (7 observations.)

Les observations 22, 25, 26, se rapportent à des malades chez lesquels l'évolution de l'affection s'est faite régulièrement, paisiblement, sans incident ni anomalie. L'énanthème et l'érythème sont les symptômes dominants. Du côté des organes profonds, aucune de ces manifestations qui ont du retentissement sur l'organisme entier qu'ils ébranlent profondément. Aussi le thermomètre n'accuse-t-il qu'une température modérée, s'élevant en moyenne de 1 degré à 1 degré et demi au-dessus de la normale.

L'observation 23 se rapporte à un cas terminé par la mort. Ici encore, nous allons trouver le thermomètre d'accord avec les symptômes.

L'éruption apparaît le 30 janvier, après quatre jours d'invasion. Le 31, la température monte à 40° le matin et à 40°,6 le soir; le pouls n'est que de 92 pulsations par minute. Le 1er et le 2 février, le thermomètre baisse un peu, mais le 3, il tend à remonter. Déjà il y a du délire, le pouls s'accélère, l'érythème pustuleux n'est plus qu'un épiphénomène du drame qui se joue. Une modification profonde se fait dans l'organisme du malade; toutes les fonctions sont troublées, les organes internes sont profondément altérés, le sang surtout, ce grand modérateur de la vie, est altéré et vicié. La science et l'art sont aux prises avec cette cruelle et hideuse affection dont le nom représente si peu la chose.

Le 5 février, la température remonte à 40°,2 ; le pouls est à 124. Le 6, elle est stationnaire à 40 ; le 7 au soir, elle est à 41°,2. Le 9 au matin, elle est à 39°,6, mais cette légère diminution, comparée à l'état général du sujet, ne peut être que l'indice d'une mort prochaine, qui arrive, en effet, à quatre heures du soir.

Observation 24. — Pendant que j'observais, au n° 22 de la salle Saint-Charles, le malade dont l'histoire précède, un autre malade, couché au n° 6, présentait des symptômes en apparence analogues. Eruption confluente-gonflement énorme de la face et du cou, déglutition très-difficile, affaissement et pâleur des pustules survenus brusquement, *délire* et *diarrhée* avec *prostration* du 9 au 13 février. Mais, pendant le même temps, la température, quoique élevée le soir, n'atteint pas 41° et le matin il y a une rémission marquée, ce qui n'existait pas chez le malade de l'observation 23. L'issue ne sera pas la même. A partir du 14, la température baisse et l'état général s'améliore ; en même temps le pouls perd de sa fréquence.

Le malade de l'observation 27 présente aussi quelque particularité. L'invasion de l'affection variolique est signalée par des symptômes généraux sérieux. La température est élevée (40°,4 et 41°,2). Le 8 avril, papulation sans érythème ; le 9, érythème borné à la face ; la température tombe à 38°,8 le matin, et à 38° le soir ; le pouls n'est pas fréquent (88 et 80.) Le 13, il y a du délire, mais la température ne monte pas ; le 15, elle est normale, le pouls aussi. Le délire du 13, qui était bien caractérisé et bien manifeste, ne correspondait donc pas à un état grave, ce que la température pouvait faire pressentir.

L'observation 28 appartient à une jeune fille dont l'éruption n'a pas eu non plus une évolution régulière. L'invasion a été caractérisée par des symptômes d'une intensité marquée. La température est élevée, le pouls n'est pas fréquent. Le 2 mars, les règles apparaissent *en avance* de douze à quinze jours. L'exanthème se fait péniblement, l'érythème pâlit, la pustulation s'affaisse, l'éréthisme nerveux est très-marqué, il survient une paralysie de la vessie qui dure quarante-huit heures. Cependant, à part quelques températures élevées, le 5, le 6 et le 7 mars, qui atteignent presque 40° et correspondent à une légère augmentation dans la fréquence du pouls, le thermomètre se tient entre 38 et 39°, avec tendance à baisser. Une éruption furonculeuse abondante qui commence le 16 mars, et dure jusqu'au 28 environ, en donnant lieu à une suppuration abondante, ne le fait pas remonter.

Des observations qui précèdent on peut donc conclure d'une manière générale que dans l'affection variolique, la période d'invasion est marquée par une température élevée, correspondant à des phénomènes généraux plus ou moins accentués et plus ou moins graves suivant l'état du support et l'issue que doit avoir la manifestation morbide;

Que si la terminaison doit être favorable, quoique les symptômes généraux paraissent avoir de la gravité et se prolongent pendant les diverses périodes de la maladies, la température baisse au moins de 1 degré et souvent davantage, c'est-à-dire, que de cette circonstance que la température descend par exemple de 40° et plus à 39° et au-dessous, on peut tirer un pronostic favorable pour la terminaison;

Et réciproquement, que si concurremment avec les symptômes généraux on observe une température élevée de 40 à 41°, qui se maintienne pendant la période d'éruption et de suppuration, un pronostic fâcheux peut être porté.

Si de nouvelles observations répétées par d'autres observateurs viennent à justifier ces conclusions et à leur donner plus de force et d'autorité, il me semble que ce ne sera pas un mince avantage pour le praticien de pouvoir suivre et juger avec plus de précision la marche d'une maladie si grave, si effrayante et malheureusement si commune encore, malgré les bienfaits de la vaccine.

Il pourra, pour le plus grand profit de sa considération et l'opportunité du traitement, diagnostiquer avec plus de certitude le plus ou moins de gravité de l'affection et pronostiquer plus sûrement la terminaison qu'elle devra avoir. La persistance du délire, par exemple, ne lui paraît pas chose bien grave avec une température stationnaire à 38° environ. Quelle que soit la cause de ce phénomène, il pourra toujours se dire, qu'entre deux signes pouvant caractériser l'état général de l'organisme, le plus général, le plus intimement lié à l'état de l'organisme, celui qui prime tous les autres est l'élévation ou l'abaissement anormal de la température.

Scarlatine. — Trois observations (29, 30, 31).

Elles ne présentent rien de remarquable sous le rapport de la température, soit que dans cette affection la chaleur du malade s'élève peu, soit que les cas observés aient présenté peu de gravité.

Toutefois, on peut constater dans l'affection scarlatineuse, comme dans la précédente, que la température la plus élevée correspond à la période d'invasion, ce qui prouverait, s'il en était besoin, que la variole, la scarlatine.... sont bien et surtout des maladies générales et que l'éruption n'est qu'un épiphénomène tout à fait subordonné au fait dominant, à l'affection.

Dans les observations 29, 30 et 31, en effet, après ce qu'on est convenu d'appeler la période d'invasion, la température baisse sensiblement.

Dans l'observation 31, néanmoins, la température du soir est notablement plus élevée que celle observée dans les deux autres cas.

Rougeole. — (Deux observations.)

Ici encore à la période d'invasion correspondent les symptômes généraux les plus accusés, notamment le maximum de la température.

Dans l'observation 32, rien de particulier dans la marche de l'affection, si ce n'est une bronchite aiguë plus ou moins suspecte qui se traduit, outre les symptômes locaux, par une élévation de température de 1 degré et demi à 2 degrés par rapport aux jours précédents.

Chez la malade de l'observation 33, les choses se passent autrement; au cinquième, au sixième, au septième

jour de l'*éruption*, les phénomènes généraux persistent
(diarrhée abondante, selles involontaires, ainsi que la
miction, toux incessante, délire, vomissements), et la
température du soir atteint 40°; mais, circonstance de
bon augure, il y a une rémission marquée le matin.
Enfin la température baisse et l'état général s'améliore.

Erysipèle. — (8 observations.)

Une remarque générale s'applique à toutes ces observations, c'est le passage brusque d'une température
élevée à une température relativement basse, change-
ment qui correspond à une modification analogue dans
les symptômes généraux.

La plus remarquable de ces observations est la 35°.
La malade était dans le service depuis deux mois environ pour une métrite rebelle. Étant sortie en ville par
un temps froid, le 12 mars, elle fut prise de fièvre et de
nausées le 13; le 14, explosion d'accidents généraux
intenses qui durent jusqu'au 21. La lésion locale est
limitée à une partie de la face. La température se tient
pendant quatre soirs consécutifs à 41°,4 et 41°,2. Le matin elle est encore élevée, mais il y a une rémission
marquée. Enfin, le 21 au soir, elle tombe à 37°,8 pour
ne plus se relever, et le 23, chose remarquable, elle descend à 35°,4, 2 degrés au-dessous de la normale. Le 24
et le 25, elle n'est encore qu'à 36°, mais tous les symptômes généraux ont cessé.

Chez la malade de l'observation 38, il y a un fait à noter en faveur du thermomètre. L'erysipèle était au
dixième jour de sa durée, lorsque, le 25 avril, à la visite du matin, je constate une augmentation de chaleur

(39°), sans accidents perçus par la malade. Dans l'après-midi nausées, violente céphalalgie, nouvelle poussée érysipélateuse. Température du soir, 40°,9; le 26 au soir, 38°,6. Le thermomètre avait donc annoncé ce court incident, avant même que la malade en eût le sentiment.

La malade qui fait le sujet de l'observation 40 a présenté cette particularité de trois manifestations érysipélateuses (7, 19, 23 avril), dans l'espace de deux septénaires, et une urine dans laquelle la présence de l'albumine a été constatée depuis l'entrée de la malade à l'hôpital jusqu'au 5 mai. Elle est sortie le 7.

Aucun des cas observés n'a été suivi de mort, plusieurs ont été graves, notamment celui de l'observation 35. Dans tous, la température a été en rapport direct avec la gravité et la durée des symptômes généraux, comme dans les maladies déjà vues, mais dans l'érysipèle plutôt que dans tout autre cas, on constate des variations brusques de la température s'abaissant de plusieurs degrés sans transition.

Tuberculisation. — (10 Observations.)

Si l'étude de la température présente de l'intérêt dans les maladies précédemment énumérées, si les variations thermométriques sont un des modes de révélation du travail intime qui se fait dans l'organisme, cette étude ne doit pas être moins intéressante et moins instructive dans la grande et vaste question de la tuberculisation pulmonaire.

Mais si l'intérêt est grand, les difficultés sont grandes aussi.

Les discussions scientifiques qui s'agitent depuis si longtemps sur cette question n'ont pas encore amené l'accord entre les opinions contraires.

Le tubercule est-il toujours diathésique ? Peut-il s'acquérir sous l'influence de causes externes et internes? Sa marche étant variable, est-on autorisé à croire que les différences sont dues à la cause originelle?

Je ne soulève pas ces questions pour les aborder, mais je les mentionne parce qu'elles me semblent tenir à mon sujet.

La question d'étiologie est difficile à résoudre chez les malades des hôpitaux ; chez presque tous, les antécédents sont incertains, et quand ils ne succombent pas à l'affection tuberculeuse lorsqu'on a commencé à les observer, cette observation demeure incomplète.

L'étude de la température chez les tuberculeux est donc rarement éclairée par l'étiologie; de plus, elle doit durer *longtemps*, c'est-à-dire des mois entiers et aux diverses périodes de l'affection.

Quand la maladie se prolonge, quand les malades quittent l'hôpital, c'est un travail impossible.

Quoi qu'il en soit, il est bon de profiter des observations que l'on peut faire, si incomplètes qu'elles soient.

J'en ai pris un grand nombre, j'en présente 10.

Je demande la permission d'en faire deux catégories différenciées par le degré de la température.

Dans l'une, et c'est celle qui fournit le plus de cas, la température, normale le matin, ne s'élève le soir que d'un degré environ.

Dans l'autre, la température est au-dessus de la normale le matin, et le soir elle s'élève jusqu'à 40° et même plus.

On le voit tout de suite, il s'agit de la marche lente et de la marche aiguë de la tuberculose.

Cette distinction étant faite (et elle est imposée par l'observation clinique), il serait intéressant d'établir clairement l'étiologie dans l'un et l'autre cas. J'ai déjà dit combien cela était difficile par l'interrogatoire des malades. Il faut donc tâcher d'y suppléer par d'autres moyens. Je n'ai pas à les indiquer ici; je vais seulement faire ressortir autant que je le pourrai les faits que j'ai constatés chez les malades, qui font l'objet des observations comprises sous les n°ˢ 42 à 51 inclusivement.

Je range dans la première catégorie (tuberculisation à marche lente), les malades désignés dans les obserservations 43, 45, 46, 49, 50 et 51.

D'une manière générale, chez presque tous ces malades, le squelette est saillant, la poitrine étroite, les chairs molles et flasques, le teint blême, l'appétit assez bien conservé, l'amaigrissement lent. La toux remonte à plusieurs années, il paraît y avoir des antécédents tuberculeux dans la famille. Aucun ne succombe à la manifestation actuelle, et l'affection se présente chez l'un à la première période, chez d'autres à la seconde et même à la troisième.

Caractère général : La température est normale le matin, et élevée d'un degré environ le soir.

Tous ces malades ont été soumis à la stibiation. Au point de vue thermométrique, ce traitement a légèrement abaissé la température, ou tout au moins l'a empêchée d'augmenter. En effet, lorsqu'il a été suspendu, la température s'est élevée de quelques dixièmes de degré à un degré environ.

Chez le malade de l'observation 45, elle a toujours été normale, mais plus basse pendant la stibiation qu'après.

Je range dans la seconde catégorie (tuberculisation à marche aiguë) les malades désignés dans les observations 42, 44, 47 et 48.

Obs. 42. — Le squelette, notamment le thorax sont bien conformés ; les masses musculaires sont encore volumineuses et assez fermes. Le malade exerçait la profession d'artiste ambulant et en plein air. Il a de la peine à s'exprimer, la voix est complètement éteinte, et pour saisir ses réponses, il faut approcher l'oreille de ses lèvres. Point d'explications sur ses antécédents morbides ; la manifestation actuelle date de 8 jours environ. L'appareil fébrile est intense, l'abattement extrême. Température élevée matin et soir ; pouls fréquent.

Décès le 15 février, au dix-septième jour environ de la maladie.

Obs. 44. — Ici encore les formes extérieures sont celles d'une personne bien constituée. La malade n'accuse, comme antécédent morbide, qu'une pleurésie du côté droit, remontant à peine à quelques semaines. Outre les lésions tuberculeuses des deux sommets, on constate un hydrothorax à droite, qui résiste à toute médication. Chez cette malade, l'appareil fébrile persiste depuis le 16 janvier jusqu'au 29 mars suivant, jour de la mort, avec des rémissions qui s'intervertissent et ont lieu tantôt le matin, *tantôt le soir*, circonstance rare. Quelle que soit la température, le pouls reste toujours fréquent, au-dessus de cent pulsations.

Obs. 47. — A son entrée à l'hôpital, ce malade est

encore fortement musclé, ses formes sont arrondies ; le thorax est bien conformé ; il ne paraît pas avoir d'antécédents tuberculeux. Les symptômes actuels sont un appareil fébrile intense, surtout la nuit, une toux continuelle, anorexie complète.

La stibiation est tentée le 28 février ; elle n'a pas d'influence. L'amaigrissement fait de rapides progrès ; le pouls s'accélère et s'affaiblit rapidement. Du 14 février au 7 mars, le malade perd un poids de 5 kilogrammes. La mort survient le 11 mars.

Obs. 48. — Ce malade ne succombe pas, mais à sa sortie de l'hôpital il est tuberculeux. L'était-il avant la bronchite aiguë qui l'a conduit dans le service ? Avait-il la diathèse tuberculeuse ? Est-il devenu tuberculeux sous l'influence d'une cause externe, interne ? Ce qu'il y a de constant, c'est que du 5 au 27 avril (environ 21 jours,) il a été en proie à un appareil fébrile intense et qui a résisté à tout traitement. A quoi correspondait cet état d'exaltation de l'organisme ?

En résumé, les sujets qui rentrent dans cette seconde catégorie présentent, avec ceux de la première, des différences marquées dans la constitution physique apparente, dans les antécédents morbides, dans le début et la marche de la manifestation tuberculeuse, et surtout dans sa terminaison souvent mortelle.

Le thermomètre a ici aussi l'avantage de donner la mesure exacte du travail morbide, et, avec une observation attentive, on peut en tirer un pronostic plus éclairé.

Maladies diverses. — Sous ce titre, j'ai réuni 8 observations comprises sous les n°s 52 à 59 inclusivement.

Dans tous ces cas, la température s'écarte généralement peu de la normale, soit qu'elle s'élève, soit qu'elle s'abaisse.

Je n'entrerai pas dans l'examen particulier de chaque cas. Avec les données thermométrique de chaque jour et les principaux symptômes observés pendant la maladie, chacun peut déduire ses conclusions. Ce que je me suis proposé surtout, ç'a été de recueillir des faits thermométriques nombreux, précis, exacts. Ils renferment un enseignement, mais il serait peut-être prématuré de vouloir le formuler aujourd'hui. D'autres observateurs viendront sans doute ; ils apporteront eux aussi leur moisson, et lorsque les matériaux seront assez nombreux, il se trouvera bien quelqu'un pour les coordonner et mettre en relief leur véritable signification.

Puerpéralité. — (9 observations).

J'aurais voulu réunir un plus grand nombre d'observations sur la température des femmes en couche. Des circonstances indépendantes de ma volonté ne me l'ont pas permis. Un travail a été fait sur la fièvre de lait dans le courant de cette année (thèse pour le doctorat, par M. Chappot). Il conclut à la négation de cette fièvre. Je ne veux pas attaquer ces conclusions, mais je ferai observer que sur les 9 observations que j'ai pu recueillir à l'hôpital de la Charité, 5 au moins présentent un mouvement fébrile dans les quarante-huit heures qui suivent la délivrance (obs. 61, 63, 64, 65 et 67). Ce mouvement n'est pas considérable sans doute, mais il est assez marqué pour être noté. Faut-il l'attribuer à une autre cause que le grand acte physiologique de la sécrétion du lait ? Dans les observations citées, je ne vois rien qui autorise cette explication.

II. DE LA VALEUR DIAGNOSTIQUE ET PRONOSTIQUE DU POULS.

M. Monneret, dans sa Pathologie générale, tome II, assigne comme symptômes essentiels de la fièvre :

1° La modification de la température ;

2° L'accélération du pouls ;

3° La fréquence des respirations.

« On ne peut, dit-il, apprécier l'*intensité* de la fièvre qu'au moyen de l'accroissement de la chaleur. Le degré du thermomètre indique donc beaucoup mieux les variations d'intensité du mouvement fébrile que ne peut le faire la fréquence du pouls et des respirations. »

Et plus loin :

« Le degré de fréquence du pouls est, en général, proportionné à l'intensité de la chaleur fébrile, en sorte que celle-ci atteint son maximum à l'instant où les pulsations sont le plus fréquentes. Cependant *cette corrélation n'est pas aussi constante qu'on le dit*. On observe sous ce rapport, des variations nombreuses. »

Je tiens, en effet, à faire ressortir la vérité de cette proposition à savoir, que la corrélation n'est pas constante, à beaucoup près, entre le degré de la chaleur et la fréquence du pouls. Pour cela je n'ai qu'à citer des faits ; ils sont nombreux dans les observations qui font partie de ce travail.

Obs. 1. Que la température s'élève à 40° ou s'abaisse entre 37° et 38°, le pouls du soir reste invariablement de 100 à 110 pulsations. Exemple : le 17 janvier, température du soir 40°,6, pouls 108. Le 2 février température du soir 37°,6, pouls 108.

Obs. 2. Mêmes observations. Exemple : le 8 février la température du matin est de 39°,2, celle du soir de 41°, le pouls reste fixe à 104 pulsations.

Obs. 3. C'est surtout dans ce cas que le défaut de corrélation est remarquable. Quel désaccord pendant les quinze premiers jours de l'observation entre la température qui s'élève jusqu'à 40° et ce pouls, qui est presque normal, qui bat à peine 80 pulsations en moyenne ! Si plus tard il augmente un peu de fréquence, il ne dépasse pas 110 et le thermomètre s'élève au-dessus de 41°.

L'obs. 6 fournit les mêmes remarques d'une façon plus frappante encore puisque le pouls n'a pas même atteint 90 pulsations.

A ces observations je puis en ajouter d'autres à l'appui de la même proposition, par exemple : les obs. 4, 5, 7, 9, 11, 17, 18, 19, 20, 21, 27, 28, 34, 44, etc.

On peut, du reste, se convaincre en jetant les yeux sur les tableaux de la température et du pouls, que, chez presque tous les malades, sinon toujours, au moins de temps à autre, il y a défaut de corrélation entre ces deux symptômes de la fièvre.

On est donc autorisé à conclure que si, d'une manière générale, le pouls s'accélère quand la température augmente, il n'y a aucune *corrélation directe* entre ces deux faits et que, dès lors, la diagnostic de l'intensité de la fièvre ne saurait se fonder sur la fréquence du pouls.

Cette considération a sa valeur dans certaines pyrexies et il peut être bon que le praticien se rappelle qu'un pouls relativement lent peut coïncider avec une fièvre intense.

Le pronostic peut-il tirer quelque profit de l'état du pouls?

Dans le cours d'une maladie grave, si la température ne baisse pas, si le pouls s'accélère sensiblement et s'affaiblit, la vie du malade est gravement compromise. (Obs. 7 et 11.)

Il peut arriver aussi que la température baisse et que le pouls augmente de petitesse et de fréquence comme dans le cas de l'ob. 20. Le pronostic n'en est pas meilleur.

En résumé, le pouls étant susceptible de varier de fréquence sous l'influence du repos, du sommeil, des émotions, de l'âge, du sexe, et suivant les variétés individuelles, il est bon de n'accorder à ce symptôme qu'une valeur relative dans le diagnostic de l'intensité fébrile.

Dans certaines circonstances, il peut donner plus de force et de vraisemblance à un pronostic fâcheux dans les cas extrêmes.

Mais, comparativement à la température, la fréquence du pouls n'a pas une grande valeur et ne peut servir à apprécier l'intensité de l'état fébrile.

OBSERVATION Ire. — (Salle Sainte-Anne, n° 6.)

C... (Marie), 30 ans, femme de ménage.

Janv.	m. T. s.		m. P. s.		Janv.	m. T s.		m. P. s.	
15	38.8	38.1	104	108	29	37	36.7	84	104
16	40	40.2	108	124	30	38	0	100	.
17	39.7	40.6	120	108	31	36.8	37.2	88	108
18	40.2	40.1	120	120	Févr.				
19	39.5	40.6	112	116	1	38.8	38.1	112	108
20	39	39.4	108	104	2	36	37.6	84	108
21	37.6	38.4	104	110	3	36.8	36.9	84	104
22	37.8	37.9	108	100	4	37.2	37.6	92	100
23	37.2	37.6	88	100	5	37	37.9	88	100
24	37	37.8	92	112	6	37.1	37.8	88	108
25	37.4	37	88	100	7	37.4	37.8	92	104
26	37.2	37	80	102	8	37	37.6	96	104
27	37	37.4	88	100	9	36.6	38.4	88	112
28	36.7	36.9	88	104	10	36.6		84	

Le 10 janvier. Début de la maladie.

Le 14. Entrée à l'hôpital.

Le 15. Émétique. Bouillon. Vin. Poids, 48 kilogr. Quelques taches lenticulaires. Douleur dans la fosse iliaque. Un peu de gargouillement.

Le 16. Langue sèche. Gargouillement. Pas de céphalalgie. Soif vive.

Le 18. Six selles depuis vingt-quatre heures. Ventre ballonné, pouls dicrote.

Le 30. Mêmes symptômes, avec intensité variable et prostration. Poids, 45,500 grammes.

Le 10 février. La malade demande sa sortie. La convalescence est établie. Une grande faiblesse persiste encore.

OBSERVATION II. (Salle Sainte-Anne, n° 1.)

Barth.... (Joséphine), 28 ans, domestique.

Févr.	m. T. s.		m. P. s.		Févr.	m. T. s.		m. P. s.	
4	39	36.8	104	100	16	38.6	39	92	88
5	38.6	40	92	104	17	37.9	39	96	100
6	39.3	40.2	112	104	18	38.5	38.2	80	80
7	39	41	108	108	19	37.3	37.9	84	88
8	39.2	41	104	104	20	37.2	38	76	80
9	39.4	40	102	104	21	37.4	37.7	84	92
10	38.5	39.8	96	108	22	36.8	37.8	68	88
11	37.4	39.7	92	100	23	37	38.2	80	88
12	38.4	39.4	96	96	24	37.2	38	80	100
13	39	39.2	88	100	25	38.5	38.6	88	96
14	38.8	39	84	94	26	37.7	38.4	84	108
15	38.3	39.2	92	96	27	37.9		88	

Le 3 février, la malade entre à l'hôpital. Son état a débuté le 30 janvier par de la céphalalgie, des frissons et des vomissements. Elle a de la fièvre, de l'abattement; toux sèche, épistaxis légère.

Le 4. Ipéca. Taches lenticulaires sur l'abdomen; diarrhée, gargouillement, douleur dans la fosse iliaque droite; épistaxis légère dans la nuit.

Le 6. Selle liquide involontaire; douleur abdominale vive; rachialgie; soif vive, langue humide.

Le 7. Sept selles dans la nuit; langue un peu sèche; un peu de surdité.

Le 8. La rate a 15 centimètres sur 12. La diarrhée continue. Bismuth.

Le 9. Grande prostration; langue rouge un peu humide. Dix selles, dont quelques-unes sont involontaires; subdélire; pouls dicrote.

Le 10. Le pouls n'est plus dicrote; le ventre est météorisé et moins souple. La prostration est grande; diarrhée abondante, selles involontaires; bismuth.

Le 11. La diarrhée a notablement diminué; le ventre est encore ballonné; le facies est meilleur, la surdité moindre.

Le 12. Ventre ballonné, peu sensible; langue d'un rouge très-vif; quelques vomissements muqueux pendant la nuit.

Le 13. Diarrhée abondante pendant la nuit; muguet. A la visite du soir, la diarrhée a diminué.

Le 14. Depuis son entrée à l'hôpital, la malade se plaignait de l'insomnie. Elle a pris hier au soir trois pilules cynoglosse, et a dormi toute la nuit. Une seule selle. Furoncle volumineux à une fesse.

Le 15. Langue sèche, soif, ventre ballonné, non douloureux au toucher. Pas de selle pendant la nuit.

Le 16. Une véritable éruption furonculeuse se manifeste particulièrement sur les membres.

Le 23. La convalescence est établie; la malade, quoique très-faible, commence à se lever.

Le 27, elle demande sa sortie.

OBSERVATION III. (Planche I.)

Salle Saint-Charles, n° 4.

R...... (Jules), 28 ans, glacier.

Févr.	m. T.	s.	m. P.	s.	Mars.	m. T.	s.	m. P.	s.
25	»	» 40.5	»	84	21	39.6	40.3	108	116
26	39.6	37.1	96	68	22	39.8	41 »	108	116
27	38.3	39.7	68	80	23	39.4	40 »	108	110
28	38.8	40.1	72	88	24	39.7	39.8	100	104
Mars.					25	38.8	39.8	100	106
1	38.8	40.6	72	92	26	38.5	39.6	102	116
2	39.2	40.6	76	84	27	38.8	39.6	100	104
3	39 »	40 »	80	80	28	39.6	39.6	96	104
4	38.9	39.8	72	78	29	38 »	38.8	104	116
5	38.8	40.2	80	84	30	37.8	39.3	104	116
6	38.6	40.1	72	94	31	38.7	39.2	100	112
7	38.4	39.2	88	72	Avril.				
8	38.2	39.2	68	76	1	38.4	39.2	96	116
9	37.8	39 »	74	76	2	37.5	39.4	124	120
10	37.8	39.2	76	78	3	37.7	39.2	112	104
11	38.1	40.1	80	100	4	38.4	39.6	116	116
12	39. »	40.3	88	104	5	38 »	39 »	100	116
13	40.3	41.4	96	98	6	37 »	40.7	104	124
14	40.4	40.9	100	100	7	37.7	38 »	104	108
15	40. »	40.4	104	104	8	37.6	38 »	96	108
16	40.4	41 »	106	108	9	37.8	37.8	88	120
17	39.2	40.4	112	112	10	37.4	38 »	92	128
18	»	40.4	»	104	11	37.8	37.4	88	108
19	»	40.1	»	116	12	36.9	37.5	76	92
20	»	40.6	»	120					

Le 25 février. Le malade est atteint depuis six ou sept jours. Il éprouve de la céphalalgie, de la courbature, et est enfin obligé de s'aliter. Il entre aujourd'hui à l'hôpital.

Le 26. Teinte ictérique. Stupeur. Émétique, 15 centigrammes.

Le 1er mars. Le symptôme le plus constant est une céphalalgie intense; de plus, myosalgie du cou, ballonnement du ventre.

Le 5. Vomissements.

Le 6. Pas de selles depuis trois jours.

Le 9. Diarrhée depuis le 7.

Le 12. Depuis le 9 il n'y a pas eu de selles.

Le 13. Diarrhée. Douleur dans la fosse iliaque droite; ballonnement, vomissements.

Le 14. Vomituritions toute la nuit; vomissement ce matin; douleur épigastrique. — Glace, limonade.

Le 15. Insomnie; vomissements pendant la nuit; huit selles diarrhéiques; langue sèche. — Vin de quinquina, boissons acides, bouillons.

Le 16. Vomissements; selles séreuses; agitation. — Potion musquée.

Le 17. Nuit agitée; vomituritions.

Le 18. La diarrhée continue. Parole tremblante; mouvements convulsifs des muscles de la face, surtout des lèvres et des yeux. — Rate, 18/15.

Le 20. Épistaxis, faciès stupéfié; somnolence.

Le 22. Les symptômes de ces derniers jours continuent; la langue est plus embarrassée, sèche; pouls petit et dicrote. — Sulfate de quinine, 0,50.

Le 23. L'intelligence est moins nette, l'œil terne; pouls ondulant, sans impulsion.

Le 24. La langue est humide, blanchâtre; la respiration plus tranquille. Pouls plus faible; selles diarrhéiques, involontaires, mais peu abondantes. Les mouvements des membres sont tremblants; intelligence nette.

Le 26. L'habitude extérieure s'améliore.

Le 27. Desquamation furfuracée; selles involontaires. Le malade boit tout seul, mais ses mouvements sont mal assurés et tremblants.

Le 28. Plus de diarrhée; ventre météorisé.

Le 29. L'intelligence est plus nette, la céphalalgie moindre.

Le 3 avril. Pouls dicrote et misérable.

Le 8. Le malade commence à se lever.

Le 21. L'urine est alcaline, sans albumine; œdème des jambes.

Le 24. Le malade est envoyé en convalescence à Vincennes.

OBSERVATION IV. (Salle Sainte-Anne, n° 10.)

M....., (Eugénie), 25 ans, nourrice.

Avril.	m.	T.	s.	m.	P.	s.	Mai.	m.	T.	s.	m.	P.	s.
29	»		41.3	»		104	6	39		40.8	88		96
30	40.2		40.8	100		96	7	39		40.1	92		100
Mai.							8	38.4		40	92		92
1	40.6		41.1	98		108	9	36.8		39	82		92
2	40		40	104		92	10	36.4		38.5	80		78
3	39.2		40.4	84		96	11	37.3		37.7	72		64
4	39.8		40.3	96		108	12	37		37.6	72		92
5	39.8		40.6	92		104							

Le 29 avril. La malade est à Paris depuis un an; elle est nourrice depuis quinze mois. Sa constitution paraît assez forte. Depuis quinze jours environ elle éprouve de la céphalalgie et a quelqu épistaxis. Le 26 de ce mois, après une course pénible , elle a été prise d'une fièvre violente qui n'a pas cessé depuis lors.

État actuel. Langue sèche, cornée, soif vive, céphalalgie, vertiges; myosalgie des membres inférieurs; pas de gargouillement, pas de douleur dans la fosse iliaque. Quelques taches lenticulaires. Surdité.

Le 30. Nuit assez bonne; céphalalgie moindre, intelligence nette, langue sèche, fendillée, soif modérée, ventre ballonné; pas de selle.

Sulfate de quinine, 60 centigrammes; limonade, potages.

1er mai. Epistaxis dans la soirée d'hier. Ce matin, ventre météorisé; douleur dans la fosse iliaque droite. — 3 verres d'eau de Sedlitz. — Selles nombreuses.

Le 2. Nuit agitée, presque sans sommeil; épistaxis; langue sèche, fendillée; ventre ballonné, indolent.

Le 3. Epistaxis; nuit agitée; taches nombreuses; ventre très-ballonné; pas de selles. — Cataplasme glacé.

Le 4. Pas de céphalalgie; langue humide, soif vive; ventre ballonné, indolent; deux épistaxis; toujours de la surdité.

Soir. Légère épistaxis; deux selles dans la journée; ventre très-ballonné; pas de céphalalgie; langue sèche.

Le 5. Nuit bonne; ventre plus souple, moins ballonné; trois selles.

Soir. Selles involontaires; épistaxis.

Le 6. Peu de sommeil la nuit; pas de céphalalgie, peu de soif; ventre souple, indolent; selles involontaires et abondantes pendant la nuit.

Le 7. Selles très-liquides, fétides, renfermant de nombreux débris d'épithélium; pas de céphalalgie.

Le 9. La diarrhée continue; mais l'état général est meilleur.

Le 12. L'aspect est bon, le ventre souple, indolent, langue un peu sèche. La malade mange une portion.

A partir de ce jour, la convalescence marche rapidement. La malade sort de l'hôpital le 20.

OBSERVATION V. — (Salle Sainte-Anne, n° 13.)

J... (Marie), 26 ans, domestique.

Avril.	m. T. s.		m. P. s.		Mai.	m. T. s.		m. P. s.	
20	»	40.2	»	100	1	37.5	38.4	74	80
21	39.5	40.4	92	100	2	35.6	37.2	76	80
22	39.7	40.2	100	92	3	36.6	38.2	68	80
24	39.9	39.9	92	96	4	36.6	37.6	68	96
25	39.5	39.9	84	92	5	36.6	36.9	72	88
26	39.3	40.4	88	88	6	36.6	37.6	72	76
27	39.2	40	92	88	7	36	37.4	72	80
28	39	40.2	80	84	8	36.6	»	68	»
29	38.3	39.8	84	84					
30	37.8	39.2	84	88					

20 avril. La malade est à Paris depuis trois ans et s'y est toujours trouvée dans d'assez bonnes conditions.

Le 12. Elle a été prise de malaise, de courbature; elle a eu deux épistaxis.

Le 15. Elle s'alite; repos et diète jusqu'au 20, jour où elle est admise à l'hôpital.

A son entrée, appareil fébrile assez marqué; un peu de stupeur, intelligence conservée; pas de diarrhée, pas de douleur abdominale, céphalalgie modérée.

Le 21. Eau de Sedlitz. — Un vomissement et deux selles.

Le 22. Selles nombreuses, taches lenticulaires.

Le 23. Epistaxis; langue humide, rouge sur les bords et à la pointe, soif modérée. — Vin de quinquina.

Le 24. Insomnie, soif, céphalalgie augmentée, douleur abdominale; pas de selle depuis le 22.

Le 26. Céphalalgie plus vive. — Eau de Sedlitz.

Le 27. Deux selles dans la journée; ventre ballonné, douloureux; nuit mauvaise, myosalgie du membre inférieur, rachialgie, quelques taches nouvelles. — 1 verre eau de Sedlitz.

Le 28. Quatre ou cinq selles, nuit assez bonne, céphalalgie. — Eau de Sedlitz, 1 verre.

Le 29. Plusieurs selles, ventre souple, pas de soif.

Le 30. Plusieurs selles, ventre souple. — Sulfate quinine, 50 centigrammes.

L'eau de Sedlitz est continuée quelques jours encore, à la dose de 1 verre chaque matin. Les toniques sont également administrés. La convalescence s'établit au vingtième jour environ de la maladie.

Le sujet sort le 20 mai.

OBSERVATION VI. — (Planche II.)

(Salle Saint-Charles, n° 17.)

D... (Désiré), 19 ans, menuisier.

Mai.	m. T. s.		m. P. s.		Mai.	m. T. s.		m. P. s.	
3	»	39.2	»	62	17	38.9	39.4	72	82
4	40.7	40.7	68	72	18	37.6	38.6	82	84
5	40.5	40.8	74	68	19	37.2	37.8	76	82
6	39.8	40.3	64	88	20	37	37.2	78	76
7	40	40.8	72	68	21	38:4	37	76	80
8	40.1	40.2	76	72	22	37.3	38	72	80
9	40	39.5	80	76	23	37.4	37.2	68	76
10	39.6	40	74	76	24	37	37.4	68	76
11	39.8	39.4	80	84	25	36.9	37.6	76	88
12	39.4	39	82	84	26	37.1	38	72	88
14	38.7	40	76	84	27	37.6	38	68	88
14	40	40.1	76	80	28	37.7	37	76	84
15	39.6	40.1	70	84	29	37.2	37.8	72	72
16	39	40.2	82	84	30	37.5	»	76.	»

Le 3 mai. Le malade est entré le 1er de ce mois avec des douleurs musculaires vives à la nuque, aux lombes et aux jambes et une céphalalgie vive, vertiges. — Emétique, 15 centigrammes. — Vomissements abondants, une selle.

Soir. Céphalalgie vive, anorexie, soif, douleur dans la fosse iliaque droite; pouls irrégulier, prostration.

Le 4. Insomnie, céphalalgie, soif vive, pouls irrégulier. — Eau de Sedlitz. — Selles nombreuses.

Soir. Prostration, langue sèche, soif vive, borborygmes, douleur abdominale.

Le 5. Insomnie et céphalalgie intense, langue sèche, soif vive, ventre un peu dur, douleur iliaque. — Eau de Sedlitz, limonade.

Le 7. Nuit agitée, insomnie; selles involontaires, intelligence nette; ventre un peu ballonné, mais dur, tendu; pas de taches; rate, 16/11. — Eau de Sedlitz, 2 verres.

Le 8. La roideur du cou persiste, les mouvements de flexion et de rotation de la tête sont impossibles. — Sulfate de quinine, 50 centigrammes; vin de quinquina.

Le 40. Insomnie, selles liquides, involontaires; langue sèche, fuligineuse; décubitus variable; un peu de toux, pas de râles à l'auscultation; intelligence nette, trouble de la vision, surdité.

Soir. Décubitus latéral droit, langue humide, enduite d'une épaisse couche de mucosités; soif vive; ventre météorisé; douleur dans la fosse iliaque droite; miction et selles involontaires, selles très-liquides.

11 mai. Prostration, somnolence; toujours de l'opisthotonos; langue sèche, même enduit jaunâtre, très-épais; soif. Fuliginosités sur les lèvres et les dents.

Soir. Prostration, décoloration de la face, selles involontaires; subdélire.

Le 12. Prostration, intelligence lente, mais nette; nuit assez calme, selles involontaires; ventre assez souple.

Soir. Pouls à 84, faible; céphalalgie et soif moins vives.

Le 13. Un peu de délire dans la journée et le soir; somnolence; pommettes un peu cyanosées; selles involontaires; langue noirâtre, sèche, cornée; pas de soubresauts de tendons; décubitus latéral, tantôt droit, tantôt gauche.

Le 14. Même état. — Calomel, 1 gramme en 4 paquets; ventouses sèches sur le rachis.

Soir. Pouls variable et dicrote.

Le 16. Peu d'amélioration. — Calomel continué le 17 et le 18.

Le 19. Desquamation furfuracée de la face, des membres, et surtout de l'abdomen. État général meilleur. — Suppression du calomel.

Le 20. Miction involontaire pendant le sommeil; selles rares et matières dures; encore de la douleur dans la fosse iliaque.

Le 21. Insomnie, sans souffrance. Un peu d'appétit.

Le 27. Le malade commence à se lever; les mouvements du cou deviennent plus libres.

5 juin. Il part pour l'asile de Vincennes.

OBSERVATION VII. (Planche 3.)

Salle Saint-Charles, n° 23.

H..... (Albert), 21 ans, employé de commerce.

Mai.	T. m.	T. s.	P. m.	P. s.	Mai.	T. m.	T. s.	P. m.	P. s.
23	»	41	»	88	29	41.2	41.4	108	100
24	40.4	39.8	96	90	30	40.4	41.2	104	120
25	40.4	41.5	80	92	31	39,6	40.2	120	134
26	40	41.5	92	96	Juin.				
27	40.4	41.4	100	108	1	40.4	» »	(?)	
28	40.8	41.4	104	112					

23 mai. Le début de la maladie remonte à huit jours environ. Le malade est présenté aujourd'hui seulement à l'hôpital. Il offre de

la prostration, se plaint d'une céphalalgie vive. La température est à 41°, et le pouls à 88, dicrote.

Le 24. Pouls vibrant; douleur iliaque; surdité, pas de tache rosée; rate, 16/13ᵉ. — Emétique, 15 centigrammes. Vomissements abondants, 2 selles.

Le 25. Douleur iliaque, pas de taches; surdité, stupeur, épistaxis. — Toniques.

Soir. Stupeur, narines pulvérulentes, vertiges; langue humide, rouge à la pointe et sur les bords; ventre ballonné, douleur iliaque, surdité,

Le 26. Mêmes phénomènes; soubresauts de tendons.

27 mai. Même état. Pouls vibrant, dicrote.

Le 28. Trois selles liquides, ventre tendu, gazeux, peu douloureux à la pression. Quelques taches rosées disséminées sur l'abdomen.

Le 29. Même état. — Traitement froid : sulfate de quinine, 50 centigrammes; 1 verre eau de Sedlitz.

Le 30. Délire dans les paroles et dans les actes.

Le 31. Délire, carphologie; pupille très-dilatée; diarrhée, météorisme. Teint pâle et verdâtre, facies inquiet.

1ᵉʳ juin. Sueur sur le visage; pouls faible, précipité; soubresauts, extrémités froides. Décès à une heure du soir.

Rhumatisme articulaire aigu, musculaire et cardiaque.

OBSERVATION VIII. — (Salle Saint-Charles, n° 8.)

D..... (Emile), 25 ans, forgeron.

Mars.	m. T. s.		m. P. s.		Mars.	m. T. s.		m. P. s.	
9	» »	39.6	» »	104	18	37.2	38.1	84	82
10	39.5	39.6	104	108	19	37.5	38	86	68
11	39.4	39.6	92	96	20	37.3	37.4	80	84
12	39.1	39.4	84	96	21	37.4	37.8	80	76
13	38.8	39.7	80	96	22	37.4	37.8	88	96
14	38.9	39	84	88	23	37.4	37.8	84	84
15	38.1	38	84	86	24	37.1	37.5	96	77
16	38.3	38.2	82	86	25	37.2	» »	80	»
17	37.6	38.3	98	88					

9 mars. Entrée à l'hôpital.

Première attaque il y a quatre ans. Toutes les articulations ont été prises, et l'attaque a duré cinq semaines et la convalescence sept semaines. Depuis lors le malade souffrait particulièrement aux genoux, aux changements de temps.

L'attaque actuelle a commencé le 1er du courant à la suite d'un travail excessif. Les douleurs articulaires et la fièvre se sont déclarées ce jour-là et n'ont pas cessé depuis. Son régime a consisté en bouillons et potages; repos au lit.

Le foie présente les dimensions suivantes : débord 9 centimètres; ligne médiane, 13 centimètres; ligne mamelonnaire, 15 centimètres.

Cœur : bruit de souffle au premier temps, avec maximum à la pointe. Le pouls, pris avec le sphygmographe, accuse une impulsion et un dicrotisme très-marqués.

10 mars. Sudation modérée, mais continuelle, plus marquée le matin. — Eau de Sedlitz.

Le 11. Sulfate de quinine, 1 gramme.

Le 12. Stibiation à 30 centigrammes; suppression du sulfate de quinine; 1 vomissement et 1 selle.

Le 13. Sommeil paisible; articulations prises : les deux coudes et les deux poignets; sudation, tolérance, pas de selles.

Le 14. Tolérance de la potion stibiée; pas de selles.

Douleurs diminuées; sommeil tranquille. La température tend à baisser.

Le 16. La tolérance continue; douleurs localisées dans les deux genoux.

Le 17. Les sueurs ont diminué; douleur localisée dans l'index de la main droite; pouls intermittent; suppression du tartre stibié.

Le 18. L'impulsion du pouls a diminué; le dicrotisme est affaibli; les douleurs sont moindres.

Le 21. Le pouls n'est plus dicrote.

Le 24. L'impulsion du pouls est faible; les douleurs ont disparu. Le bruit de souffle cardiaque s'entend toujours au premier temps, à la base et à la pointe.

L'attaque a duré environ trois semaines.

La température a commencé à baisser au treizième jour de l'attaque, et quarante-huit heures après le commencement de la stibiation.

Rhumatisme articulaire aigu généralisé.
(1re attaque.)

OBSERVATION IX. (Pl. 3.)

Salle St-Charles, n° 21.

B.... (Victor), 30 ans, garçon de magasin.

Avril.	m. T. s.		m. P. s		Avril.	m. T. s.		m. P. s	
8	»	39.9	»	96	17	38.6	39.7	76	92
9	39.2	40.4	100	92	18	38.6	40.2	80	95
10	39	39.8	84	84	19	38.2	39.8	80	80
11	38.7	39.6	76	80	20	38.6	38.3	68	82
12	38.9	39.6	68	80	21	37.8	37.8	72	64
13	38	39.8	64	84	23	37.6	37.3	64	72
14	38	39	72	72	24	37.4	37.5	60	60
15	38	39.2	68	80	25	37.5	»	60	»
16	38.8	39.7	80	80					

Le 9 avril. Le malade est à Paris depuis deux ans. Santé habituelle bonne. Le 3 de ce mois, à la suite d'un refroidissement, il a ressenti des douleurs dans le genou et le cou-de-pied du côté droit. Depuis les douleurs ont augmenté sans changer de place.

Teinte subictérique.

Cœur : Un peu de rudesse et d'enrouement au premier temps. — Sulfate de quinine, 1 gramme, limonade, bouillons et potages.

Le 10. Moiteur abondante de la peau. Les doigts de pieds des deux membres sont pris.

Eau de Sedlitz à 45 grammes.

Sulfate de quinine, 1 gramme 50.

Le 11. Douleurs lombaires.

Le 13. Les douleurs ont diminué ; malaise général. Les mouvements sont assez libres. — Sulfate de quinine, 2 grammes.

Le 14. Pas de selle depuis le 10. Souffle bien marqué au premier bruit du cœur. Toujours de la moiteur à la peau; langue blanchâtre.

Le 15. Supprime la quinine.

Le 17. Douleurs dans la jambe, le genou et les orteils du côté gauche.

Le 18. Douleurs dans l'épaule droite; diminuées dans le membre inférieur gauche.

Le 20. Épistaxis. — Sulfate de quinine, 1 gramme.

Le 21. Épistaxis.

Le 23. Épistaxis. Le malade demande des aliments. La température redevient normale ; le pouls n'a jamais été fréquent.

Le 4 mai. Exeat.

Pneumonies.

OBSERVATION X. (Salle Saint-Charles, n° 7.)

Pneumonie droite, symptomatique de tubercules.

F.... (Pierre), 42 ans, charbonnier.

Janv.	m.	T.	s.	m.	P.	s.	Janv.	m.	T.	s.	m.	P.	s.
12	38.5			102			18	39.4	38.6		58		68
13	36.3			88			19	37	38.4		64		66
14	39			116			20	37.2	36.8		60		62
15	36	36.7		76	81		21	36.4	37.4		64		60
16	37	37.8		64	80		22	36.8	37.5		58		68
17	37	37.4		60	68		23	37.2			76		

Le 9 janvier, début de la maladie par un frisson, de la courbature, un point de côté.

Le 12. Souffle tubaire à droite, râles sous-muqueux, crachats rouillés ; diarrhée depuis deux jours. — Potion stibiée à 25 centigr. à prendre par cuillerée à bouche toutes les heures ; vésicatoire sur la poitrine, au niveau de l'inflammation.

Le 13. Pouls petit, faible. La potion stibiée n'a pas été tolérée ; diarrhée abondante ; crachats rouillés, plus rares ; râles muqueux.

Le 14. Tolérance complète. La température s'est relevée.

Le 15. Les phénomènes thoraciques se sont amendés ; pas de vomissements, pas de diarrhée. La nutrition se rétablit ; la température retombe à 36°, pour se relever le lendemain et osciller pendant quelques jours autour du chiffre normal.

Le tartre stibié, administré dès le 12 janvier, paraît avoir exercé une influence manifeste sur la température générale du malade.

Le 29. Exeat pour Vincennes.

OBSERVATION XI.

Pneumonie droite du lobe supérieur. Mort.

S..... (Marie), 43 ans, journalière : salle Sainte-Anne, n° 16.

Févr.	m.	T.	s.	m.	P.	s.
14	»		40.2	»		116
15	40		39	116		112
16	39.2		39.5	88		120
17	38.4		39.6	120		128
18	39.6		38.1	132		128

14 février. La malade tousse depuis trois semaines; elle a un point de côté à droite depuis le 12 du courant.

A la percussion, matité à droite au niveau de l'omoplate. A l'auscultation, râles crépitants; souffle dans tout le lobe supérieur droit; crachats rouillés.

Face congestionnée; 32 inspirations par minute.

Le 15. Diarrhée intense (16 selles pendant la nuit précédente). — 2 grammes d'ipéca; vésicatoire.

Soir. Vomissements abondants; plusieurs selles dans la journée. La douleur de côté a cessé; les crachats sont blancs et spumeux; souffle intense; quelques râles crépitants à la partie moyenne.

Le 16. Pouls intermittent; diarrhée considérable pendant la nuit. Le point de côté a reparu. Pouls tombé à 88.

Soir. Le ventre est sensible au palper. Le pouls est remonté à 120, dur; la diarrhée a continué toute la journée; les règles se sont montrées dix jours avant leur époque; crachats rouillés. — Potion diacodée à 40 grammes de sirop.

Le 17. Souffle au sommet. La diarrhée a diminué; la température a baissé; le pouls reste à 120. — Second vésicatoire.

Soir. Les crachats sont moins colorés; peu de souffle; pas de diarrhée.

Le 18. Nuit très-agitée; pouls intermittent à 132; température à 39°,6; 36 inspirations. — Potion stibiée.

Soir. Température à 38°,1; pouls à 128; 48 inspirations.

Décès à huit heures. L'autopsie n'a pu avoir lieu.

OBSERVATION XII.

Pneumonie droite, lobes supérieur et moyen. Mort.

P... (Charles), 61 ans, journalier (salle Saint-Charles, n° 16).

Mars.	m.	T.	s.	m.	P.	s.
19	»		39.2	»		104
20	»		38.8	»		96
21	38.6		39.1	104		102
22	38.8		39.3	80		82
23	39		39.4	78		106
24	37.2		»	88		»

19 mars. La maladie a débuté le 17 du courant par un frisson prolongé et une vive douleur de côté.

Le malade offre tous les caractères d'une pneumonie du côté droit.

Le 20. Emétique; vésicatoire en arrière, à droite du thorax. Aliments liquides; vomissements abondants, plusieurs selles; la température du soir a baissé.

Le 21. Pouls intermittent à 104; inspirations, 48; ronchus à droite, souffle diminué en arrière, plus marqué en avant, bronchophonie, crachats jus d'abricot, abondants, visqueux. — Potion stibiée à 25 centigrammes.

Le 22. Pouls intermittent à 80 pulsations; toujours du souffle des ronchus; crachats, mêmes caractères.

Soir. Même intermittence du pouls à 82; la température s'est relevée; pommettes rouges; 52 inspirations; râles crépitants et muqueux en avant, souffle tubaire, soif vive.

Le 23. Pouls intermittent; l'état général ne s'est pas amélioré. — Huile de ricin, 20 grammes.

Soir. L'intermittence du pouls a cessé; les crachats sont plus abondants et plus colorés; état général mauvais; 44 inspirations par minute.

Le facies est profondément altéré, la connaissance conservée. La température est tombée à 37°,2, le pouls à 88, irrégulier et intermittent.

Mort à dix heures du matin.

OBSERVATION XIII. — (Planche 4.)

Pneumonie droite.

(Salle Saint-Charles, n° 18.)

B... (Lubin), 38 ans, porteur aux Halles.

Mars.	m.	T.	s.	m.	P.	s.
11		»	40		»	116
12		40.9	39.9		112	142
13		39.7	39.6		104	104
14		38.8	39.7		10ь	112
15		38.4	38.4		86	92
16		37.5	38.1		84	88
17		37.4	38		76	84
21		36.8	37.7		64	72

7 mars. Le malade est pris, dans la soirée, d'un frisson· violent.
Le 8. Il veut travailler, mais il n'en a pas la force ; nausées.
Les 9 et 10. Repos au lit, crachats rouillés.
Le 12. Examen du malade entré hier. La teinte de la peau est ictérique ; le foie présente les dimensions suivantes : 10 centimètres de débord, 17 centimètres de hauteur sur la ligne médiane, 18 sur la ligne mamelonnaire ; râles crépitants, souffle ; état général mauvais ; agitation, soubresauts, langue sèche. — Emétique, 15 centigrammes. Vomissements et selles. Vésicatoire.

Le 13. Mêmes signes, de plus bronchophonie. — Potion stibiée à 30 centigrammes. La température est élevée.

Soir. Le tartre stibié est toléré ; une selle, somnolence, agitation, réponses incohérentes ; 47 inspirations.

Le 14. Râles crépitants en avant ; la température est descendue à 38°,8 ; pouls à 106 ; agitation.

Le 15. Vin, 200 grammes. Le malade est considéré comme alcoolique. La température tend à baisser, le pouls également.

Le 16. Le tartre stibié est administré pour la quatrième fois ; la température baisse, l'état général s'améliore, les phénomènes locaux s'amendent.

Le 17. L'état général est manifestement meilleur, la température et le pouls sont à peu près normaux.

Le 27. Le malade demande sa sortie.

OBSERVATION XIV (salle Saint-Charles, n° 20).

Congestion pulmonaire gauche.

W..... (Alexandre), 20 ans, bijoutier.

Mars.	m. T. s.		m. P. s.	
19	»	39.6	»	120
20	»	39.8	»	100
21	39.4	38.8	88	88
22	37	37.4	68	70
23	37.3	37.3	66	72

19 mars. Le malade entre aujourd'hui à l'hôpital.

Le 17. Dans la nuit, il a eu un frisson violent, des vomissements, de la céphalalgie, de la courbature.

Le 20. A l'auscultation, on trouve du souffle, un peu de crépitation. Le soir, la température est à 38°,8, le pouls à 100, les inspirations à 32.

Potion stibiée à 30 centigrammes. Vomissements, selles.

Le 21. La température, à 39°,4 le matin, descend à 38°,8 le soir, pour ne plus se relever; le pouls diminue aussi de fréquence. La potion stibiée n'est pas tolérée; elle donne lieu à des vomissements et à des selles. L'état local est peu modifié en apparence, mais l'état général n'offre pas le type des pneumonies franches. Il y a de la matité, du souffle, des râles sous-crépitants, mais pas de dyspnée, pas d'agitation, pas de congestion de la face.

Le 22. La potion stibiée est tolérée. Les signes locaux persistent avec un peu moins d'intensité; l'état général est bon; température et pouls normaux.

3 avril. Le malade demande son exeat.

OBSERVATION XV (Pl. 4).

Pneumonie droite.

Salle Sainte-Anne, n° 4.

P..... (Aimée), 22 ans, domestique.

Mai.	m. T. s.		m. P. s.		Mai.	m. T. s.		m. P. s.	
19	»	40.9	»	126	29	38.2	40	108	124
20	40	40.8	116	120	30	39	39.6	124	124
21	38.9	40.8	112	124	31	38.2	40.3	112	124
22	40	40.4	120	120	Juin.				
23	39.6	39.3	128	124	1	39.2	39.8	124	116
24	38.3	40	116	124	2	37.2	38.6	96	116
25	39.8	39.3	108	100	4	39.4	40	104	114
26	38	38.4	104	116	5	37	37.8	92	92
27	40.2	41.6	140	148	6	37.4	38.2	»	76
28	38	39.8	120	128	7	38	»	92	»

19 mai. Le 15 du courant, la malade, à la suite d'un refroidissement, a éprouvé du malaise, des frissons, des vomissements.

Le 16. Mêmes symptômes, et un point douloureux au côté droit de la poitrine. — Lit, tisane, diète.

Le 17 et le 18. Même état.

Le 19. Elle entre dans le service de M. Monneret, à la Charité.

État actuel. Appareil fébrile intense, anorexie, soif, langue sèche, toux fréquente, constipation, douleur thoracique. La faiblesse de la voix de la malade ne permet pas de tirer de signe de la vibration thoracique. Matité étendue à droite; souffle tubaire intense dans toute l'étendue du poumon droit; gros ronchus; pas de crépitation. Crachats rouillés; bronchophonie.

Le 20. Même état. Appareil fébrile intense.

Ipéca, 2 grammes. Vomissements abondants et selles. Aliments liquides.

Soir. Température à 40°,8; pouls, 120; inspirations, 44; dyspnée; point de côté plus douloureux; langue humide; pas de soif; crachats rouillés.

Le 21. Toux fréquente pendant la nuit; souffle au sommet, crépitation à la partie moyenne; douleur thoracique vive; matité; vibration augmentée dans les 4/5 supérieurs du poumon; foie, 14/14; cœur, 13/11.

Vésicatoire; potion stibiée à 30 centigrammes.

Soir. La température s'est élevée; le pouls est à 124; inspirations, 56. La potion n'a pas été tolérée.

Le 22. Nuit agitée; quelques légers vomissements; diarrhée abondante; toux très-fréquente; langue sèche; soif vive; respiration entrecoupée à 48 inspirations. Crachats rouillés, visqueux; souffle, râles crépitants. Urine albumineuse.

Potion stibiée à 25 centigrammes; vin de Bordeaux sucré, chaud; deuxième vésicatoire.

Le 23. Ni vomissement, ni selle; sommeil pendant la nuit. Langue rouge, sèche; soif modérée; pas de céphalalgie; fuliginosités des dents et des lèvres; intelligence nette.

Soir. Adynamie profonde; sueurs profuses; voix cassée; aspect spécial; langue cornée, sèche; fuliginosités.

La potion stibiée est suspendue. Potion tonique.

Le 24. Sueurs la nuit; une selle; pas de vomissement; sommeil.

Vin chaud, bouillon; café, deux tasses.

Soir. Température à 40 degrés; pouls à 124. Aspect meilleur. La voix reste cassée; langue humide; soif modérée.

Le 2... La température, qui tendait à devenir normale, s'est élevée brusquement à 40°,2 le matin et à 41°.6 le soir ; le pouls à 140 et 148 pulsations ; les selles sont involontaires, liquides ; épistaxis légère ; crachats visqueux, brunâtres.

Le 28. L'état général s'est amélioré ; la voix revient. L'état local ne paraît pas sensiblement modifié ; tout le poumon droit est hépatisé ; on y entend des ronchus mêlés à des râles sous-crépitants ; la respiration est entrecoupée.

Le 29. Quelques selles involontaires ; nuit assez bonne ; les crachats sont mousseux, roulants, légèrement teintés de sang ; facies bon ; langue humide, nette.

Le 30. Rate, 17/14. Crachats de la résolution ; diarrhée.

4 juin. La température est encore à 39°,4 et à 40 ; le pouls à 104 et à 114 ; jusqu'à ce jour les selles ont été souvent involontaires et toujours diarrhéiques ; les crachats conservent une légère teinte rouillée.

Le 7. L'état local s'améliore lentement et réagit de temps à autre sur l'état général, ce qui est dénoté surtout par les variations thermométriques.

OBSERVATION XVI. (Salle Saint-Charles, n° 22.)

Pneumonie drite.

N..... (Léopold), 36 ans, monteur en bronze.

Mai.	m. T. s.		m. P. s.	
9	37	38.7	80	100
10	40.5	39.8	102	96
11	39.1	38	92	84
12	37.5	38.4	88	84
13	38	37.6	88	76
14	37.4	37.5	68	80
15	36.6	37.1	62	64
16	37.4	37.3	56	68
17	37	37.2	56	64
8	36.9	37.3	58	56

9 mai. Le 6 du courant, dans la nuit, le malade a éprouvé une douleur dans le côté droit, avec gêne de la respiration ; frisson et anorexie.

Le 7, douleur de côté très-vive.

Le 8, entrée à l'hôpital.

Le 9. Douleur moins vive ; apyrexie, toux fréquente, crachats rouillés. — Ipéca, 2 grammes ; bouillons, tisane.

Le 10. Douleur très-vive avec dyspnée; crachats rouillés; ap
pareil fébrile; vésicatoire en arrière à droite; ventouses sèches en
avant du même côté. Foie, 11, 14, 16. — Potion stibiée à 20 centigrammes.

Soir. Céphalalgie, langue sèche enduite de mucosités épaisses,
— La potion est tolérée. Une selle liquide, crachats rares, couleur
abricot.

Le 11. Nuit bonne, aspect facial bon, crachats rares; même enduit de la langue, soif.

Soir. Expression faciale bonne, tolérance de la stibiation, pas
de selle, toux.

Râles sous-crépitants aux deux temps au niveau du tiers moyen;
souffle léger au-dessus. La température et le pouls ont baissé.

12 mai. Nuit assez bonne, peu de toux, langue saburrale, anorexie, soif. Pas de selles depuis trois jours; crachats très-visqueux,
adhérents, légèrement teintés en jus d'abricot. On n'entend pas de
râles; souffle au-dessous de l'épine de l'omoplate; vibrations thoraciques exagérées. Température normale.

Soir. Pouls *dicrote* à 84, température élevée d'un degré; crachats
blancs, aérés; toux fréquente. — Lavement simple, une selle.

Le 13. Nuit assez bonne, toux moins fréquente; la langue se
nettoie par plaques. Beau râle crépitant au niveau du tiers moyen;
deux selles.

Soir. La température et le pouls ont baissé à la visite du soir.

Le 14. Encore quelques râles crépitants, plus rares. La stibiation est supprimée.

Le 18. La température et le pouls ont baissé depuis le 15 et sont
à l'état normal; l'état général est satisfaisant. Le malade demande
des aliments.

Le 22. Exeat.

Pleurésies.

OBSERVATION XVII. (Planche 5.)

Pleurésie gauche.

(salle Saint-Charles, n° 4.)

P....., 25 ans, employé de commerce.

Janv.	m.	T.	s.	m.	P.	s.	Févr.	m.	T.	s.	m.	P.	s.
21	»	»	41	»		112	7	40		39.6	104		100
22	38.9		39.9	88		104	8	38.6		40.1	104		108
23	38.6		39.9	88		100	9	39		39.7	96		100
24	38.8		39.6	112		104	10	38.4		39.8	102		100
25	38.8		40	104		104	11	38.3		39	96		100
26	39.2		39.5	104		96	12	38.2		39.2	104		100
27	39		39.6	104		100	13	38.1		39.8	100		104
28	39.4		39.8	100		108	14	38.5		40	100		104
29	39.5		39.8	100		100	15	37.7		40.3	92		108
30	39.2		39.4	100		116	16	38.2		39.3	108		104
31	39.1		41	96		120	17	37.9		39.2	96		112
Févr.							18	38.3		39.6	96		120
1	39.1		41.6	104		108	19	37.6		39	88		100
2	39.1		40	104		112	20	38.6		39	96		104
3	39.4		41	100		108	21	38.1		38.7	96		100
4	39.2		40.2	100		104	22	37.7		39.4	96		104
5	39.6		41	98		120	23	38.6		39.4	108		104
6	38.8		41	98		112							

21 janvier. Le malade se présente avec tous les signes d'un épanchement dans la cavité pleurale du côté gauche ; cet épanchement daterait déjà de dix jours environ ; il occupe les trois quarts à peu près de la cavité.

Le 22. Vésicatoire en arrière à gauche.

Le 25. Sulfate de quinine, 60 centigrammes à prendre chaque jour le matin en 2 prises ; vin de quinquina.

Le 30. Epistaxis.

1er février. Epanchement péricardique, augmentation de l'épanchement pleurétique, refoulement du cœur à droite. — Deux vésicatoires.

Le 3. *Soir*. Pouls faible ; pommettes d'un rouge violacé.

Le 5. Eau de Sedlitz, un verre ; 7 selles.

Le 7. On diagnostique une pneumonie du sommet et tuberculisation aiguë ; la pleurésie persiste à la région inférieure. — Potion stibiée à 25 centigramme , tolérance.

Le 10. Epistaxis.

Les 13 et 14. Pilules écossaises; diurèse.

Le 24. Le malade est encore très-faible, très-amaigri, bien anémié; il demande son exeat pour aller à la campagne. Les symptômes locaux qu'il présente à sa sortie consistent dans l'augmentation de la vibration thoracique du sommet du poumon gauche, dans quelques râles humides de la même région, dans une matité très-marquée dans toute la hauteur du poumon.

Le cœur paraît revenu à sa position normale.

OBSERVATION XVIII (salle Saint-Charles, n" 5).

Pleurésie gauche.

C..... (Jean-Baptiste), 37 ans, tailleur.

Févr.	m.	T.	s.	m.	P.	s.	Mars.	m.	T.	s.	m,	P.	s.
20	39		39.4	72		72	7	38.3		38.8	74		88
21	38.8		39.4	60		64	8	38.4		38.3	80		88
22	39		39.6	72		72	9	38.2		38.8	80		88
23	39.1		40.2	72		80	10	38.3		38.2	84		84
24	39		39.8	72		84	11	38.2		37.9	84		96
25	38.5		40.2	80		96	12	38.4		38.4	88		96
26	38.8		40.1	80		96	13	38.2		38.4	88		88
27	38.6		39.8	84		88	14	38		37.9	76		96
28	39.1		39.6	88		100	15	38		38.1	88		100
Mars.							16	37.9		38.1	96		100
1	38.2		38.7	92		80	17	38.		38.1	96		88
2	38.4		39.7	88		96	18			38.2			94
3	38.6		39.7	84		96	19			38			88
4	38.6		39.2	80		82	20			38.1			88
5	38.6		39.6	72		96							
6	38.3		39.	80		104							

20 février. Le malade est entré dans le service le 18 du présent mois, avec tous les signes d'une pleurésie du côté gauche. C'est un homme bien constitué, mais éprouvé par les privations.

La respiration est courte, haletante, dyspnéique. Le pouls est normal, mais le thermomètre accuse une augmentation de température de 1 degré et demi à 2 degrés.

1er mars. L'épanchement et la dyspnée ayant augmenté, la thoracentèse est résolue et pratiquée. Ecoulement de 2 litres et demi de sérosité limpide et citrine.

Le 14. L'état général ne paraît pas avoir été notablement influencé par cette opération. Le pouls oscille autour de 80, et le thermomètre entre 38 et 39 degrés. On peut en conclure que la résolution se fait lentement, mais qu'elle se fait, et que l'état pathologique n'a pas de tendance à s'aggraver.

Le 20. Même situation à peu près.

10 avril. Le malade est encore faible et décoloré, mais il a de l'appétit. On l'envoie à l'asile de Vincennes.

OBSERVATION XIX (salle Saint-Charles, n° 9).

Pleuro-pneumonie gauche.

D..... (Jean), 35 ans, valet de chambre.

Mars.	m.	T.	s.	m.	P.	s.
23	»		40.6	»		98
24	40.4		41	92		97
25	38.8		40.3	86		88
26	38.7		38	78		72
27	37.7		37.9	68		72
28	37.2		37.6	68		66
29	37.1		37.2	64		56
30	37.4		37	64		64
31	37.2		36.8	52		60
Avril.						
1	36.8		37.2	56		60

23 mars. Le 20 de ce mois, le malade s'étant vêtu trop légèrement, a eu froid. Peu de temps après, il a été pris d'un frisson, d'un point de côté à gauche et de fièvre. Il s'est mis au lit et y est resté sans suivre de traitement jusqu'à ce jour. Il y a dix ans, le même accident lui était arrivé.

La température est de 40°,6; le pouls n'est que de 98 pulsations.

Le 24. Le diagnostic est fait à la visite du matin.

Emétique, 15 centigrammes.

Le malade vomit abondamment; selles nombreuses.

Le soir, le pouls n'est qu'à 97, tandis que le thermomètre indique une température de 41 degrés. Céphalalgie très-vive; face animée; bouche mauvaise; point de côté bien diminué.

Le 25. Selles nombreuses depuis hier.

Soir. Céphalalgie; vertiges dans la position assise; souffle; bronchophonie; crachats rouillés.

Le 26. Vésicatoire en arrière à gauche; stibiation.

Le soir, le pouls est à 72; la température à 38 degrés; pas de vomissements; pas de selles; moins de céphalalgie.

Le 27. Les phénomènes locaux s'amendent; la température et le pouls sont normaux,

Le 28. Cessation de la stibiation.

4 avril. Exeat.

OBSERVATION XX.

Pleurésie gauche.

(Salle Sainte-Anne, n° 2).

H... (Clérie-Augustine), 25 ans, couturière.

Mars.	m. T. s.		m. P. s.		Avril.	m. T. r.		m. P. r.	
26	39.1	38.1	142	120	2	37.6	37.7	120	128
27	38.6	38.3	128	122	3	37.2	36.4	120	116
28	38.2	38.2	116	124	4	36.8	36.6	120	120
29	37.7	38.1	120	124	5	36.7	36.2	120	20
30	36.8	37	120	120	6	36.4	37	124	136
31	37.3	39.2	120	116	7	36	36.2	128	120
Avril. 1	37.6	37.5	112	132	8	34.5	»	116	»

26 mars. Début de la maladie, le 22 du présent mois, par un point de côté, du frisson, de la fièvre, des nausées.

État actuel. Vibrations thoraciques, nulles aux deux tiers inférieurs à gauche; matité très-marquée dans la même région, bruit respiratoire nul, souffle et broncho-égophonie au niveau de l'omoplate.

A droite, râles humides disséminés dans tout le poumon, dyspnée. — Huile de ricin et vésicatoire en arrière à gauche.

Le 27. La matité augmente vers le sommet. Pouls fréquent, température modérée.

Le 28. La matité passe en avant et en haut jusqu'à la fosse sous-claviculaire; décubitus à gauche avec flexion prononcée du tronc de ce côté; dyspnée croissante.

Le 29. Dyspnée croissante; l'inspiration est à l'expiration comme 1 est à 4; le cœur n'est pas déplacé. — Deuxième vésicatoire.

Le 30. Eau de Sedlitz; quatre selles.

1er avril. Hydropéricarde. — Vésicatoire précordial.

Le 2. Dyspnée considérable.

Soir. Tentative de thoracentèse. Le trocart, enfoncé entre la septième et la huitième côte, ne donne issue à aucun liquide; retiré, il sort par l'orifice de la plaie un bouchon de consistance demi-solide, d'aspect blanc jaunâtre, d'apparence fibreuse.

Le 4. Diarrhée depuis trois jours.

Le 7. Vésicatoire. La dyspnée devient extrême.

Le 8. Décès à quatre heures du soir.

Autopsie. Cavité pleurale gauche; elle est considérable augmentée de la voussure pariétale, et de l'atrophie du poumon, remplie d'un liquide séro-purulent et de fausses membranes épaisses et nombreuses adhérant aux plèvres.

Liquide. Environ deux litres, séro-purulent.

Fausses membranes : nombreuses, épaisses, saillantes sur la plèvre comme des stalactites sur les parois d'une grotte.

Poumon gauche atrophié, réduit au volume de la main d'un adulte. Son tissu est tassé, à peine connaissable à l'œil nu. Les ramifications bronchiques d'un certain volume ont seules résisté à la compression. En incisant la masse on découvre deux foyers contenant du muco-pus jaune et dense.

Poumon droit. Un peu d'emphysème extra-vésiculaire, un peu de bronchite capillaire, pas de traces de tubercules.

Trachée. Congestionnée, rouge lie de vin, épaissie, remplie de mucosités épaisses et puriformes.

Cœur petit, contenant du sang noir, mou, comme visqueux.

Foie congestionné, cyrrhotique, le système glandulaire comprimé, le système vasculaire gorgé.

Reins, rate, à peu près intacts, à part un peu de congestion.

OBSERVATION XXI (salle Saint-Charles, n° 13).

Pleurésie droite.

F.,, (Jean-Baptiste), 26 ans, typographe.

Juin.	m. T. s.		m. P. s.	
1	38.4	39.6	72	68
2	39	40.2	74	84
3	39	40.4	80	72
4	38.6	39.6	60	64
5	38.7	39.6	72	68
6		40.2		76
7	39		60	

1er Juin. — Le sujet est à Paris depuis trois ans, il est grand, maigre, pâle; le squelette est développé. Le malade souffre depuis le 18 mai dernier. A cette époque, il a eu du malaise, des frissons, de la fièvre, continuation du travail.

Le 22 ou le 23, point de côté, toux, sueurs, surtout la nuit. Pas de crachats, anorexie, soif vive.

Etat actuel. — Vibrations thoraciques nulles aux trois quarts inférieurs de la poitrine en arrière et à droite, matité étendue à tout le poumon en arrière et en avant jusqu'à la première côte.

Voussure en avant au-dessus du mamelon.

Respiration nulle aux trois quarts inférieurs du poumon, égophonie au niveau de l'épine de l'omoplate ; pas de dyspnée. Température du soir à 39 °, 6″, pouls à 68 seulement.

2 juin. Vésicatoires en arrière et à droite. Eau de Sedlitz.

Le 4. Les phénomènes locaux s'amendent, la température reste élevée.

Le 6. Second vésicatoire. Le pouls est toujours lent et la température élevée.

Le 20. Le malade recouvre lentement ses forces ; il a de l'appétit, mais il reste décoloré et faible.

Il demande son exeat pour Vincennes.

Maladies éruptives. — Varioloïdes.

OBSERVATION XXII (salle Saint-Charles, n° 13).

B... (Louis-Théodore), 21 ans, tonnelier.

Janv.	m. T. s.		m. P. s.		Janv.	m. T. s.		m. P. s.	
17	»	40.6	»	100	23	36.6	37.8	60	72
18	37.6	38.4	84	96	24	36.8	37.9	68	84
19	38.3	39.2	80	96	35	36.4	37.3	56	68
20	36.8	37.8	72	76	26	36.9	36.4	72	60
21	38	38	84	82	27	36.6	37.6	60	64
22	37.2	37.4	64	76	28	37.4	»	84	»

14 janvier. Sujet vacciné étant enfant. Début par frisson, céphalalgie, nausées, anorexie, lumbago, pharyngite.

Le 17. Commencement de l'éruption, entrée à l'hôpital. Éruption discrète, marquée surtout à la face, sur la langue, dans le pharynx.

Le 29. Aucun incident à noter dans le cours de la maladie. — Exeat.

OBSERVATION XXXIII (Pl. 6). — Salle Saint-Charles, n° 22.

G... (Henri), 22 ans, tailleur.

Janv.	m. T. s.		m. P. s.		Févr.	m. T. s.		m. P. s.	
31	40	40.6	92	92	5	39.4	40.2	116	124
Févr.					6	40	40.1	100	104
1	39	39	88	88	7	40.4	41.2	114	124
2	38.6	39	96	106	8	40.4	40.4	124	116
3	38.6	39.9	108	112	9	39.6	»	116	»
4	39.2	39.9	116	108					

26 janvier. Lumbago, fièvre, vomissements nombreux.

Le 30. Apparition de l'éruption.

2 février. C'est le 4e jour de l'éruption; celle-ci s'affaisse, pâlit, quelques taches hémorrhagiques se montrent à la partie supérieure des cuisses.

Sinapismes promenés sur les membres inférieurs; potion avec 4 grammes d'acétate d'ammoniaque, limonade sulfurique.

Le 3. La miction est difficile, la respiration et la déglutition gênées. La peau du visage prend une teinte parcheminée. Délire dans la journée. Soif vive. — Lavement purgatif.

Le 8. Depuis quelques jours il se fait une suffusion hémorrhagique. Agitation convulsive des membres; respiration haletante. Les téguments sont d'un rouge brunâtre. Au toucher, la peau de la face donne la sensation comme d'une écorce rugueuse, épaisse : les paupières ne peuvent se soulever.

Le 9. Décès à quatre heures du soir.

L'autopsie n'a pas été faite.

OBSERVATION XXIV (Pl. 6). — Salle Saint-Charles, no 6.

L... (Jules), 30 ans, menuisier.

Févr.	m. T. s.		m. P. s.		Févr.	m. T. s.		m. P. s.	
4	»	36.4	»	80	13	38	39	80	92
5	37.3	38	84	90	14	38.1	38.2	92	92
6	37.8	38.7	102	104	15	38.2	38.2	76	100
7	38	39	112	124	16	37.4	38.3	80	96
8	38	39.1	120	124	17	37.8	38.2	88	100
9	39.6	40.6	124	132	18	37.8	38.2	84	100
10	39.2	39.4	120	116	19	37.6	38	84	88
11	38.3	39.5	100	112	21	37.6	37.8	88	92
12	38.6	40.9	96	116					

30 janvier. Lumbago violent.

1er février. Éruption commençante. Le sujet porte des traces de vaccination.

Le 5. Gonflement de la face.

Le 6. Éruption confluente dans la gorge.

Le 7. L'éruption prend à la face une couleur parcheminée, et elle pâlit brusquement sur le reste du corps. Gonflement énorme de la face; délire surtout le soir et pendant la nuit.

Le 13. Le délire, la diarrhée et un certain degré de prostration ont marqué ces quatre derniers jours.

Le 21. A partir du 14, l'état général s'améliore, la température baisse, ainsi que le pouls.

OBSERVATION XXV (salle Saint-Charles, n° 20).

M... (Jean), ébéniste, 33 ans.

Févr.	m.	T.	s.	m.	P.	s.	Févr.	m.	T.	s.	m.	P.	s.
5	»	38		»	80		8	37.2	37.4		64	76	
6	37.8	38.1		72	80		9	37	37.4		61	68	
7	37.6	38		64	80		11	37.2	»		60	»	

5 février. Le malade qui fait l'objet de cette observation a été vacciné dans son enfance.

Les premiers boutons de son éruption ont paru le 3 du courant.

Le 6. Ipéca.

Le 7. Les pustules sont rares mais volumineuses.

Le 9. Constipation depuis le 3 du présent mois.

Eau de Sedlitz.

La température et le pouls sont restés à peu près à l'état normal.

OBSERVATION XXVI (salle Saint-Charles, n° 14).

C... (Emile), 26 ans, scieur de pierres.

Févr.	m.	T.	s.	m.	P.	s.	Mars.	m.	T.	s.	m.	P.	s.
23	»	39.7		»	96		1	38	38.8		72	88	
24	38.4	38.5		76	80		2	37.6	37.7		68	68	
25	37.2	37.8		56	72		3	37.6	38		60	64	
26	37.2	37.8		64	68		4	37.3	37.7		56	60	
27	37.7	38.7		72	80		5	37.1	37.5		48	60	
28	38.4	39		72	76		6	36.8	37.6		52	60	
							7	36.9			52		

23 février. Le sujet porte deux cicatrices vaccinales.

Eruption le 21 du présent mois.

Elle est assez confluente à la face, discrète sur le tronc et les membres, rash au pli de l'aine et sur l'abdomen; langue saburrale et sèche; céphalalgie.

Le 27. Tuméfaction de la face très-marquée; occlusion des paupières; larmoiement.

1er mars. La face commence à dégonfler; les paupières peuvent être soulevées; les pustules ne s'affaissent pas et restent fermes.

Le 7. Etat général bon; la maladie suit son évolution normale.

OBSERVATION XXVII (salle Saint-Charles, n° 3).

G... (Victor), 22 ans, cuisinier.

Avril	m. T. s.		m. P. s.		Avril	m. T. s.		m. P. s.	
7	40.4	41.2	108	108	14				92
8	40.4	40.8	96	96	15	37.8	37.6	88	68
9	38.8	38	88	80	16	37.2	37.4	60	52
10	37	37	76	72	17	37	36.6	66	72
11	36.6	37.4	80	88	18	37	37.1	60	66
12	37.4	38	92	92	19	37		56	
13	38	38.5	92	96					

5 avril. Courbature, céphalalgie, lumbago.

Le 6. Entrée à l'hôpital.

Le 7. Fièvre intense, céphalalgie vive, lumbago, courbature, vomissement, soif; pas de rougeur spéciale; apparition de quelques papules à la face, sur le tronc.

Le 8. Rate 22/13. Pouls ample, fort, un peu dicrote. Eruption papuleuse, sans érythème.

Le 9. Papules plus nombreuses; érythème borné à la face.

Le 10, Tuméfaction commençante de la face; éruptions successives; érythème pharyngien.

Le 13. La tuméfaction de la face est considérable; délire.

Le 14. Le délire a cessé; la tuméfaction de la face paraît devoir diminuer.

Le 19. L'état général s'est rapidement amélioré; marche normale de la maladie.

OBSERVATION XXVIII (salle Sainte-Anne, n° 1).

F... (Léonie-Anne), 18 ans, domestique.

Févr.	m. T. s.		m. P. s.		Mars	m. T. s.		m. P. s.	
28	»	40.5	»	104	12	37.3	38.3	84	88
Mars.					13	37.8	38.1	68	80
1	40.3	40.4	92	96	14	37.4	37.9	64	76
2	39.4	39.4	88	84	15	37.8	39	68	80
3	38.1	38.1	80	84	16	38.2	38.8	68	76
4	37.7	38.8	84	84	17	38.2	38.6	68	76
5	38.8	39.9	100	104	18		38.4		72
6	39.7	40.6	100	132	19		38.7		80
7	39.8	39.9	116	116	20		38.4		80
8	39	38	92	92	21	37.7	38.6	64	80
9	38 4	38.4	92	80	22	37.1	39		84
10	38.2	38.7	84	80	23	38.2	38.3	84	68
11	38 3	39.2	72	88	24	38.2	38.9	92	92

1er mars. La malade est entrée dans le service hier avec un appareil fébrile très-marqué et des symptômes qui portent à supposer une éruption cutanée.

Tisane avec 2 grammes acétate d'ammoniaque.

Le 2. Les règles ont paru en avance de douze à quinze jours.

Le 3. L'éruption se fait péniblement; les pustules restent petites, affaissées; la peau est d'un rouge pâle; l'énanthème pharyngien rend la déglutition très-pénible et douloureuse; pas de selles depuis sept jours.

Le 4. Les pustules sont pâles; la peau commence à se tuméfier. Eau de Sedlitz. Frictions térébenthinées.

Les 5 et 6. L'éruption a le même aspect; la face est très-tuméfiée.

Le 8. Les aréoles qui entourent les pustules ont pâli.

Le 9. La desquamation commence; paralysie de la vessie. La malade est sondée.

Le 10. Une sécrétion abondante d'urine se produit; la malade urine spontanément et avec abondance.

Le 16. Douleur épigastrique très-vive; apparition de plusieurs furoncles.

Le 24. L'éruption furonculeuse n'a fait que s'accroître; elle est abondante aux membres inférieurs, aux membres supérieurs et sur les fesses; elle donne lieu à une suppuration abondante.

8 avril. La convalescence est lente; la malade demande son excat.

Scarlatines.

OBSERVATION XXIX (salle Sainte-Anne, n° 24).

D... (Jeanne), 21 ans, domestique.

Févr.	m.	T.	s.	m.	P.	s.
26	»		38.7	»		120
27	38.1		38.2	104		92
28	37.6		37.9	88		80
Mars						
1	37.6		37.4	76		76
2	37.6		38	68		68
3	37.4		37.6	80		80
4	37.1		37.7	76		94
5	37.3		37.3	80		80

23 et 24 février. — Prodromes de l'éruption.

Le 25. — L'angine a augmenté, et la malade s'aperçoit dès le matin qu'elle a la figure et la poitrine très-rouges.

Le 26. — Entrée à l'hôpital. Angine, céphalalgie, inappétence, soif, peu de fièvre; l'éruption est généralisée.

Le 27. — La coloration de la peau commence à se modifier ; la rougeur est moins intense, piqueté rouge uniforme.

4 mars. — La desquamation est commencée à la face.

Le 11. — Elle continue. L'état général est bon. La malade demande son exeat.

OBSERVATION XXX (salle Sainte-Anne, n° 16.

D... (Clotilde), 20 ans, domestique.

Mars	m.	T. s.	m.	P. s.
29	»	38.8	»	100
30	38	37.5	100	92
31	37.9	38.2	76	96
Avril				
1	37.2	37.4	76	80
2	37	37	72	80
3	37	38	80	100
4	37	37.4	72	92

27 et 28 mars. — Symptômes d'invasion.

Le 29. — La malade s'aperçoit au réveil qu'elle a la figure très-rouge. Entrée à l'hôpital. Le soir, l'éruption est généralisée. Angine, peu de fièvre.

Le 30. — Paralysie de la vessie, qui dure 48 heures.

Le 31. — L'éruption a presque disparu.

1er avril. — Apparition des règles, en avance de 15 jours

OBSERVATIONS XXXI (salle Sainte-Anne, n° 9.

L... (Dionise), 21 ans, domestique.

Avril	m.	T. s.	m.	P. s.
25	»	40.2	»	120
26	38.3	39.4	96	96
27	38.8	39.9	88	108
28	38.7	40	84	92
29	38.4	39.9	100	104
30	38.6	39	84	84
Mai.				
1	37.8		72	
2	37.2		60	

22 avril.—Frissons, nausées, vomissements, angine, céphalalgie.

Le 23. — La face est rouge. Purgatif.

Le 25. — Entrée à l'hôpital. La rougeur est généralisée, plus intense à la face, aux mains, à la partie inférieure des avant-bras, aux genoux. Éruption miliaire; gorge rouge pointillé, langué rouge, céphalalgie vive, anorexie, soif.

Le 27. — L'érythème commence à pâlir, desquamation furfuracée à la face.

4 mai. — Excat.

Maladies éruptives. — Rougeole.

OBSERVATION XXXII (salle Saint-Charles, nº 1).

V... (Jean), 16 ans, fumiste.

Févr.	m.	T.	s.	m.	P.	s.	Févr.	m.	T.	s.	m.	P.	s.
11	»	39.9		»	108		19	38.6	39.4		100	108	
12	38.2	39.6		100	100		20	38.8	39.4		112	112	
13	38.7	40.1		96	112		21	39	39.7		112	108	
14	36.8	38		80	96		22	37.4	40.2		92	108	
15	37	37.8		80	92		23	37.2	39.8		92	108	
16	38.2	37.7		84	88		24	37.6	38.2		92	88	
17	38	37.6		100	96		25	36.8			84		
18	37.6	38.7		80	88								

11 février. — Le malade tousse depuis une semaine; depuis quatre jours, il a de la peine à avaler; ce matin il a eu des vomissements; son maître l'a conduit à l'hôpital.

La voix est rauque, presque éteinte, la langue saburrale, la gorge rouge, tuméfiée, la paroi postérieure du pharynx enduite d'une matière pultacée, les yeux sont larmoyants, la muqueuse nasale sécrète aussi anormalement; toux sèche et fréquente.

A la face, à la partie postérieure du tronc, à la partie antérieure et aussi sur les membres, mais moins, apparaît une éruption caractérisée par des taches nombreuses, irrégulières, d'une étendue très-variable, accompagnées de petites élevures vésiculeuses. Râles sonores dans la poitrine. Cinq selles liquides depuis vingt-quatre heures. Vomissements.

Le 15. — L'éruption a disparu.

Le 19. — Diarrhée.

Le 21 et le 22. — Vomissements, diarrhée.

Le 27. — Exeat.

OBSERVATION XXXIII (Pl. 7). — Salle Sainte-Anne, n°15.

S... (Julie), 17 ans, demoiselle de magasin.

Mai.	m. T. s.		m. P. s.	
23	40.2	39.8	108	104
24	38.1	40.2	104	108
25	37.9	40	88	116
26	37.2	38	80	89
27	37.8	37.8	84	64
28	37.4	38	60	68
29	37.6	37.8	56	60
30	37.8		52	

23 mai. — Début de l'éruption le 19 de ce mois. Diarrhée abondante pendant la nuit dernière, toux laryngée, très-fréquente.

Le 24. — Selles et miction involontaires, délire, vomissements, toux incessante.

Le 25. — Mêmes symptômes ; l'état général paraît meilleur.

Le 27. — Les accidents diminuent sensiblement. Ils prédominent toujours du côté des voies respiratoires.

5 juin. — Exeat.

Érysipèle.

OBSERVATION XXXIV (salle Sainte-Anne, n° 3).

Érysipèle facial.

M... (Amélie), 27 ans, couturière.

Mars.	m. T. s.		m. P. s.	
18	»	40.5	»	124
19	»	40.4	»	112
20	»	40 4	»	104
21	38.7	38.2	88	84
22	36.8	37.8	76	76
23	36.8	37.2	76	84

1er avril. — Exeat. La maladie n'a présenté autre chose de particulier que le passage brusque d'un appareil fébrile intense, à une amélioration notable.

OBSERVATION XXXV (Pl. 7). — Salle Sainte-Anne, n° 18.

R... (Annette), 22 ans, cuisinière.

Mars.	m. T. s.		m. P. s.		Mars	m. T. s.		m. P. s.	
13	39.4	39.6	128	108	20	39.7	37.8	118	96
14	40.6	40.6	116	124	21	37.4	37	96	83
15	39.6	41.4	108	126	22	35.4	37	76	76
16	39	41.4	112	128	23	36.2	37.2	56	80
17	38.8	41.4	108	120	24	36	37.2	76	80
18		41.2		128	25		37.4		88
19		40.2		120	26				

14 mars.—Vomissements bilieux, langue sèche, céphalalgie vive, rougeur érysipélateuse s'étendant symétriquement de chaque côté de la face à partir du nez.

Le 20. — Depuis le 14, l'état de la malade se résume ainsi : appareil fébrile intense coïncidant avec diarrhée abondante, vomissements, agitation, soif vive. **La lésion locale reste bornée à la face.**

Le 21. — La rougeur et le gonflement augmentent, surtout du côté gauche ; cependant l'état général s'améliore.

Le 23. — La diarrhée a persisté jusqu'à ce jour, en diminuant d'intensité. Ce matin, la température est à 2 degrés au-dessous de la normale. L'état aigu a duré dix jours environ.

OBSERVATION XXXVI (salle Sainte-Anne, n° 6).

V... (Marie), 22 ans, domestique.

Mars	m.	T.	s.	m.	P.	s.
19	»		39.7	»		112
20	»		37.8	»		76
21	37.2		38	72		76
22	»		37.4	72		80
23	37.4			64		76

17 mars. — Début par un frisson.

Le 19. — Entrée à l'hôpital. Pas de nausées, pas de diarrhée, rougeur et gonflement limités à la face.

Le 21. — Dégonflement de la face. Appétit.

Le 23. — Desquamation.

Le 29. — Exeat.

OBSERVATION XXXVII. (Salle Sainte-Anne n° 16).

B*** (Marie), 26 ans, nourrice.

Mars	m.	T.	s.	m.	P.	s.	Mars	m.	T.	s.	m.	P.	s.
19	»		40.5	»		112	5	38.5		38.9	80		92
20	»		40.5	»		120	26	37.5		38.7	104		105
21	40.6		40	116		112	7	39		39	100		108
22	38.6		39.2	98		108	28	37.9		38.6	96		100
23	38.4		39.5	100		116	29	38		38.9	109		92
24	38.4		40	108		100	30	38			80		

Le 17 mars. — Frisson violent dans la nuit, accompagné de vomissements.

Le 18. — Administration d'un vomitif.

Le 19. — Entrée à l'hôpital. L'érysipèle parti de l'aile droite du nez, occupe la pommette, les deux paupières et le front du même côté.

Le 20. — Extension jusqu'à l'oreille droite. Douleurs musculaires dans les jambes, seins douloureux, mais peu durs.

Le 21. — Frisson pendant la nuit et ce matin. Pas de selles depuis huit jours. Emétique, vomissements copieux, pas de selles.

Le 22 mars — Les phénomènes généraux s'améliorent.

Le 25. — Desquamation.

Le 28. — Urticaire sur les membres inférieurs et l'abdomen.

Le 1er avril. — L'urticaire se reproduit depuis cinq jours. La calorification s'est maintenue jusqu'à ce moment au-dessus de la normale.

OBSERVATION XXXVIII (Salle Sainte-Anne, n° 25).

N*** (Louise), 50 ans, couturière.

Avril	m.	T.	s.	m.	P.	s.	Avril	m.	T.	s.	m.	P.	s.
17	»		40	»		112	26	39.3		38.6	96		84
18	39.4		41	108		108	27	37.6		37.4	76		80
19	40.2		39.8	100		96	28	37.4		37.4	72		64
20	38.7		38.5	84		92	29	37		37	72		64
21	37.6		38	88		96	30			37	72		76
23	37		38	80		80	Mai.						
24	37.4		38.8	72		88	1	36.6		36.4	80		68
25	39		40.9	88		108							

Le 17 avril. — La malade dit avoir remarqué, le 15 du courant, de la rougeur et du gonflement, non précédés ni accompagnés d'accidents généraux. Aujourd'hui, 17, la rougeur s'étend des deux côtés du nez et remonte jusqu'à la racine des cheveux.

Le 18. — Émétique. Vomissements abondants. La température est à 41° le soir.

Le 25. — Le thermomètre a monté le matin. Dans l'après-midi, nausées, violente céphalaigie; nouvelle poussée érysipélateuse.

Le 1er mai. — Cette poussée, accusée surtout par le thermomètre, n'a pas de suite; la température baisse rapidement et la malade revient à la santé.

OBSERVATION XXXIX (Salle Saint-Charles, nᵒ 2).

C*** (Jules-César), 47 ans, porteur aux halles.

Avril	m. T. s.		m. P. s.	
29	39	39.6	76	72
30	37.7	38.6	60	80
Mai.				
1	»	38.8	»	72
2	37.2	38	60	63
3	37		56	-

Diagnostic. — Érysipèle facial alcoolique, début de l'érythème, le 25 avril, avec vertiges, bourdonnements d'oreilles.

Le 27. — Entrée à l'hôpital.

Le 28. — Émétique, vomissements et selles en abondance, sub-délire et agitation dans la nuit.

Le 29. — Agitation, subdélire. Potion musquée.

Le 30. — Amélioration notable dans l'état général.

OBSERVATION XL (Pl. vii). (Salle Sainte-Anne, nᵒ 24).

B*** (Palmyre), 29 ans, couturière.

Avril	m. T. s.		m. P. s.	
23	38.8	39.4	68	96
24	38	37.6	68	76
25	36.5	38	60	68
26	38.1	40.2	72	80
27	41	40.2	92	88
28	37.8	38.4	72	76
29	36.6		60	

Diagnostic. Érysipèle facial. — Le 7 et le 19 avril, deux premiè-res manifestations.

Le 22. — Entrée à l'hôpital.

Le 23. — Émétique ; vomissements et selles en grand nombre.

Le 24 et les jours suivants. — Amélioration dans l'état général.

Le 26. — Nouvelle poussée annoncée par un frisson violent et un appareil fébrile intense qui ne dure que 24 heures.

Une circonstance digne d'attention chez cette malade, atteinte à quelques jours d'intervalle (3 semaines environ), de trois manifes-tations érysipélateuses, accompagnées d'accidents généraux de courte durée, c'est que l'urine était albumineuse à son entrée à l'hôpital et qu'elle est restée telle jusqu'au 5 mai environ. Exeat le 7 mai.

OBSERVATION XLI. — (Salle Saint-Charles, n° 20.)

Q... (Alfred), 19 ans, confiseur.

Juin.	m.	T.	s.	m.	P.	s.
1	»		40.7	»		116
2	39.6		40	100		104
3	39.5		40.4	100		100
4	40.2		40.8	100		96
5	39.5		40.4	96		96
6			38.6			88
7	36.8			64		

Diagnostic. Érysipèle facial. Il est parti de la région dorsale du nez et s'est étendu symétriquement des deux côtés jusqu'à la racine des cheveux.

L'état général présente un grand degré d'acuité, qui se traduit par de la céphalagie très-vive, une grande soif, de l'agitation.

Emétique le 2 juin, purgatif le 3.

TUBERCULISATION.

OBSERVATION XLII. — (Salle Saint-Charles, n° 19.)

D... (Pierre-Armand), 28 ans, artiste.

Févr.	m.	T.	s.	m.	P.	s.		Févr.	m.	T.	s.	m.	P.	s.
9	»		40.2	»		112		13	39		40	112		120
11	»		39.8	»		120		14	39.9		40.8	128		132
12	39.2		40.2	120		120								

Diagnostic. Tubercules aux deux sommets au troisième degré.

Le malade entre le 6 février dans le service. La température et le pouls, observés à partir du 9 février, indiquent un état d'acuité extrême.

Le décès survient le 15.

OBSERVATION XLIII. — (Salle Sainte-Anne, n° 5.)

Ch... (Marguerite), 25 ans, cuisinière.

Diagnostic. Hémoptysie symptomatique; tubercules au premier degré.

La malade qui fait l'objet de cette observation est dans le service depuis la fin de décembre dernier. Elle a eu plusieurs hémoptysies traitées par divers hémostatiques, mais se reproduisant à de courts intervalles.

Janv.	m. T. s.		m. P. s.		Févr.	m. T. s.		m. P. s.	
»		38.6	»	100	12	37.6	37.5	80	96
22	37	38	80	100	13	37.3	37.8	80	92
23	37	37.7	92	92	14	37.6	37.7	92	104
24	37.2	38.6	84	100	15	37.2	37.7	76	96
25	37.5	38.4	96	100	16	37.4	37.6	92	100
26	36.6	38.2	76	108	17	38	38.4	108	100
27	37.2	37.7	96	100	18	37.2	37.4	80	80
28	37	37.8	92	92	19	37.6	»	92	»
29	36.2	38.6	84	100	20	37.4	37.3	84	84
31	36.9	37.6	92	92	21	36.9	37.3	84	76
Févr.					22	37.2	38.6	80	100
1	37.3	37.2	80	92	23	37.8	38.2	88	100
2	37.3	37.5	120	108	24	39.8	40.2	104	112
3	37.1	36.9	84	92	25	39.2	39.2	100	100
4	37.2	37.7	72	92	26	38.2	38	72	88
5	37.8	37.6	76	88	27	37.7	37.6	76	88
6	37	38.2	68	96	28	37.4	37.4	80	88
	37.4	37.5	96	100	Mars.				
8	37.8	37.8	80	100	1	37.2	37.4	80	84
9	36.9	37.9	88	104	2	36.7	37.2	80	108
10	37.6	»	100	»	3	36.8	37.3	68	84
11	38	37.3	84	88					

Le 21 janvier, elle est soumise à la stibiation pendant douze jours (du 21 janvier au 2 février).

La tolérance s'établit dès le premier jour ; l'hémoptysie diminue sensiblement de jour en jour et cesse entièrement vers le cinquième jour de la médication.

Depuis ce moment jusqu'à sa sortie, le 11 mars, la malade ne crache plus de sang, c'est à peine si de temps à autre elle rend quelques crachats légèrement rosés.

Une varioloïde intercurrente et bénigne se montre le 24 février ; elle est marquée par une élévation de température qui dure quarante-huit heures.

Chez cette malade la stibiation paraît avoir amené un abaissement de température qui, vers le septième jour, devient à peu près normale tous les soirs.

Le pouls, au contraire, paraît peu influencé ; il demeure fréquent et oscille autour de 100 pulsations. Néanmoins quelques jours avant la sortie de la malade, il paraît descendre à 80 pulsations.

OBSERVATION XLIV. — (Salle Sainte-Anne, n° 17.)

G..... (Marie), 32 ans, domestique,

Janv.	m.	T. s.	m.	P. s.
16	» »	» »	152	«
17	» »	39	»	124
18	39.5	40.4	126	128
19	39.4	40.3	120	130
20	38·5	40.3	108	136
21	38.8	39.1	120	»
22	39.2	41.2	112	140
23	38.2	40.9	120	136
24	36.4	40.5	112	146
25	37	40.6	108	148
26	37.2	40.2	108	120
27	37.4	39.4	116	120
28	37.8	38.6	108	68
29	38.2	38.4	116	104
30	38.4	» »	112	»
31	38.8	37.2	124	112
Févr.				
1	39.6	38.2	120	108
2	39	37.2	108	112
3	38.8	36.7	122	104
4	38.2	37.6	120	108
5	39.4	38.2	124	108
6	39	37.6	116	112
7	39.4	38	116	116
8	39	37.9	108	108
9	40.2	37.8	124	120
10	39.4	39	120	118
11	38.6	37.9	132	120
12	39	37	120	116
13	39.2	36.7	120	96
14	40	38.2	128	108
15	39.2	38	116	104
16	40.3	37.8	136	96
17	40	37.4	124	100
18	39.7	37.6	120	124
19	36.6	39.8	104	136
20	38.2	38.2	120	108
21	39	37	116	96

Févr.	m.	T. s.	m.	P. s.
22	39.6	37	120	116
23	39.7	37	140	116
24	39.2	37.2	124	112
25	37.6	36.6	112	104
26	39	36.4	116	112
27	39.1	37.2	136	112
28	38.3	36.9	128	108
Mars.				
1	39.2	38	116	104
2	39.2	» »	120	112
3	37.8	38.6	108	116
4	37.8	38.3	104	132
5	38.3	38.4	112	120
6	38.2	39	116	120
7	37.4	39	110	116
8	37.8	39.2	104	124
9	37.5	39	116	138
10	37.9	39.6	108	136
11	38.4	38	112	112
12	38.1	38.1	120	108
13	37.8	39	112	116
14	37.4	37.7	116	104
15	38.9	38.6	108	124
16	39	38.4	116	112
17	38.8	37.8	112	104
18	» »	38.2	»	102
19	» »	37.6	«	100
20	» »	38.2	»	96
21	39	37.8	128	112
22	39.4	38	128	120
23	39.8	37.8	132	112
24	39.8	» »	124	»
25	39.5	39.4	120	132
26	» »	39.7	»	144
27	37.2	39.4	120	144
28	36.4	39	112	132
29	37.6	36.3	140	138

Diagnostic. Hydrothorax à droite; tubercules aux deux sommets, surtout à droite.

Il y a quelques semaines à péine, la malade dont il s'agit était à l'hôpital de la Pitié pour une pleurésie du côté droit.

A son entrée dans le service, elle est pâle, amaigrie; elle tousse et a beaucoup de dyspnée.

Traitement général toni-nutritif; localement, vésicatoires plusieurs fois répétés.

Une diarrhée opiniâtre et des vomissements à plusieurs reprises ont marqué le cours de la maladie.

L'hydrothorax, loin de diminuer, a progressivement augmenté, et, avec lui, la dyspnée, une voussure considérable de la région thoracique latérale droite.

La fréquence du pouls a été constante jusqu'à la terminaison fatale de la maladie, et plus grande le matin que le soir en général. De plus, cette fréquence paraît avoir été indépendante de la température : celle-ci, en effet, a varié de 1 à 2 degrés dans les vingt-quatre heures, sans que le nombre des pulsations en ait été sensiblement modifié.

Le nombre des respirations, noté en même temps que la température et le pouls, a varié entre 32 (minimum) et 52 par minute.

Enfin la température a présenté ceci de particulier que, du 16 au 31 janvier, elle a eu son maximum le soir, tandis que du 1er février au 3 mars, le thermomètre a monté plus haut le matin. A partir du 3 mars, nouvelle série de températures plus élevées le soir que le matin ; nouvelle interversion le 15 mars jusqu'au 25.

Le thermomètre a en outre marqué des variations extrêmes, de 2 à 3 degrés dans les vingt-quatre heures, sans cause appréciable. Le 26 février, par exemple, il indique le matin 39°, et le soir 36°,4, le pouls étant à 116 et à 112, comme on peut le voir dans le tableau ci-contre.

Le 3 février, la température a été de 38°,8 le matin, et de 36°,7 le soir. Elle a coïncidé avec la présence d'une grande quantité d'albumine dans l'urine de la malade. Le lendemain, 4 février, à la visite du matin, l'urine de la nuit, traitée par les mêmes réactifs que la veille, n'a plus donné de précipité. L'albumine n'a pu être retrouvée non plus dans plusieurs épreuves tentées depuis avec l'urine de la malade.

Les derniers jours de la vie ont été marqués en outre par des troubles nerveux (délire, agitation, selles involontaires), par des frissons.

L'autopsie a révélé l'existence d'un épanchement séro-purulent considérable et de tubercules nombreux dans les poumons dont l'un était atrophié.

OBSERVATION XLV. — (Salle Saint-Charles, n° 3.)

B... (Edouard), 17 ans, domestique.
Diagnostic. Tubercules crus.
Ce malade est soumis à la stibiation le 22 février. Le premier

— 74 —

jour, le médicament n'est pas toléré; il y a des vomissements et
plusieurs selles.

Févr.	m. T. s.		m. P. s.		Nars.	m. T. s.		m. P. s.	
22	38	»	»	60	2	37.3	37.6	52	60
23	37.4	37.2	52	52	3	37.2	37.3	60	72
24	36.8	36.8	44	44	4	37.3	37.6	64	72
25	37.2	36.7	48	56	5	37.1	37.8	64	76
26	37.1	36.6	56	48	6	37.1	37.4	52	80
27	37	36.9	44	48	7	37.5	37.2	68	72
28	36.3	36.5	48	48	8	37.7	37.4	66	78
Mars.					9	37.1	37.3	76	80
1	37	37.5	52	60	10	37.2	«	68	»

Le second jour, la tolérance s'établit. En même même temps que
la potion stibiée, le malade reçoit du vin de quinquina, du vin de
Bordeaux, et une portion d'aliments.

La stibiation dure jusqu'au 27 février.

Pendant ce temps, la température oscille entre 37°,5 et 36°,6, un
peu plus élevée le matin que le soir; le pouls est également ra-
lenti.

Après la stibiation, température et pouls se relèvent un peu.

Le malade sort le 15 mars, amélioré mais non guéri, car, quelques semaines plus tard, il entre à l'hôpital Necker pour la même
maladie.

OBSERVATION XLVI. — (Salle Sainte-Anne, n° 19.)

L..., (Adélaïde), 35 ans, ménagère.

Mars.	m. T. s.		m. P. s.		Mars.	m. T. s.		m. P. s.	
2	37	»	104	»	13	37	38	88	96
2	37.2	37.7	80	84	14	37	38.1	84	84
4	37	37.9	84	92	15	36,9	38.4	80	104
5	37.6	38	86	92	16	37.2	38.6	92	112
6	37.4	38.1	88	88	17	37.2	38.2	92	104
7	37.6	37.6	88	88	18	»	38.6	»	120
8	37.6	38.2	94	108	19	»	37.8	»	116
9	37.4	38.4	88	100	20	37.2	38	92	120
10	37.4	38.2	78	104	21	36.8	»	104	»
11	37.3	37.7	92	92	22	37	37.8	100	116
12	37.8	38.2	92	96	23	»	»	»	»

Diagnostic. Tubercules au second degré.

Traitement. Stibiation du 2 au 11 mars; toniques.

La température, normale le matin, s'élève de 1 degré environ le
soir.

Elle ne paraît pas influencée par le tartre stibié.

Le pouls oscille entre 80 et 100 pulsations pendant la stibiation, puis il tend à devenir plus fréquent.

L'état de la malade ne paraît pas sensiblement modifié à sa sortie, qui a lieu le 25 mars.

OBSERVATION XLVII (Pl. 8.)

(Salle Saint-Charles, n° 11).

U... (Pierre), 18 ans, layetier.

Févr.	m. T. s.		m. P. s.		Févr.	m. T. s.		m. P. s.	
14	»	40.5	»	128	28	39·9	38.7	120	100
15	40.4	40.6	116	124	Mars.				
16	38.6	40.7	92	108	1	38.7	39.4	112	112
17	40.2	40.1	100	128	2	39.4	39.6	104	116
18	40.4	40.1	104	104	3	40	39.9	116	108
19	39.6	39.8	100	112	4	39.1	38.6	108	116
20	39.8	40.4	104	116	5	40.1	39.3	120	104
21	39.2	40	100	116	6	38.9	37.8	112	128
22	40.2	40	104	124	7	39	38.9	160	156
23	39.4	40.6	104	116	8	38.4	38.3	120	120
24	39.6	40.4	108	116	9	39	39.2	108	144
25	39.3	40.2	104	136	10	39.2	38.8	124	128
26	39.3	40.4	100	146	11	38.2	37	130	136
27	39.3	40.4	100	112					

Diagnostic. Tubercules au troisième degré, au sommet du poumon gauche.

Ce malade est un garçon d'une taille au-dessus de la moyenne, d'une constitution en apparence bonne, à la poitrine large, bombée, aux membres bien musclés.

Il fait remonter sa maladie à six mois, à la suite d'un refroidissement. Il porte une caverne au sommet du poumon gauche ; la percussion à ce niveau provoque un bruit manifeste de pot fêlé. Du côté du larynx, raucité et aphonie.

La maladie présente une marche aiguë. La température est élevée soir et matin, mais davantage le soir.

Le pouls est fréquent, avec augmentation le soir.

La stibiation est tentée le 28 février, et dure cinq jours. Peu d'influence.

7 mars. Pleurésie gauche. Le malade est très-affaibli. Du 14 février au 7 mars, il a perdu en poids 5 kil. 90. La nutrition ne se fait plus ; le malade succombe le 11 mars,

OBSERVATION XLVIII (Pl. 9).

P... (Jean), 22 ans, garçon de cuisine. — (Salle Saint-Charles nº 8.)

Avril.	m. T. s.		m. P. s.		Avril.	m. T. s.		m. P. s.	
4	38.6	38.3	104	108	21	38.9	39.4	1¡2	120
5	39.6	40.2	112	120	22	40	» »	124	»
6	40.2	39.8	120	112	23	39.9	38	120	96
7	39.6	40.6	104	120	24	40.6	38.6	128	116
8	39.8	40.8	116	120	25	39.8	39.6	120	112
9	39.8	40	116	120	26	40	39.2	124	120
10	40	40.1	124	124	27	38.4	37.6	116	104
11	40.9	39	136	108	28	38	38.1	104	98
12	41.2	39.2	140	104	29	38.1	38.1	112	100
13	39.8	39.2	120	116	30	37.8	38	104	100
14	39.6	39.6	116	112	Mai.				
15	40.7	38.4	136	92	1	38	37.6	88	96
16	39.8	39.8	114	118	2	37.3	» »	104	»
17	38.7	39.8	112	112	3	37.6	» »	100	»
18	» »	39.1	120	104	4	37.6	37.4	88	108
19	39.1	40.2	112	108	5	37.8	37.2	100	96
20	39.2	39.6	112	112	6	36.7	» »	82	»

Diagnostic. — Bronchite aiguë, bronchorrée, emphysème.

Ce malade présente à son entrée toutes les apparences d'une bonne constitution. Le thorax est bien conformé, ample, bombé ; le système musculaire est développé.

Il entre dans le service le 3 avril.

Le 4, il est mis à la stibiation qui n'est pas tolérée et donne lieu à des vomissements et à plusieurs selles le premier jour. Les jours suivants, les prises sont éloignées (une heure et demie et deux heures d'intervalle). Le 7, il y a encore un vomissement ; cessation de la stibiation.

Le 9 elle est reprise et continuée jusqu'au 13. Elle est mieux tolérée.

Le malade accuse spontanément plus de calme, moins de malaise.

Le 12, ses crachats sont légèrement rouillés, purulents. A l'auscultation on trouve la respiration rude au sommet gauche, il y a des râles muqueux au sommet droit.

L'appareil fébrile est intense ; il y a de l'insomnie, la toux est très-fréquente.

Le 23, l'acuité des symptômes n'est pas sensiblement modifiée. Opium à 10 centigrammes. La dose est portée à 15 centigrammes les jours suivants.

Le malade, depuis plusieurs jours, est continuellement en moîteur, surtout pendant le sommeil.

Le 30 avril la température et le pouls tendent à baisser, et l'état du malade paraît s'améliorer. L'appétit est suffisant, le sommeil devient bon, le malade se lève.

Le 6 mai, au sommet gauche, respiration rude, submatité, augmentation des vibrations. Au sommet droit, râles humides, matité, vibrations accrues. Sueurs nocturnes.

Poids : le 4 avril, 60 kilogr.; le 24 avril, 54 kil. 900 gram.; le 14 mai, 53 kil. 200 gram. Perte totale, 6 kil. 800 gram.

Le malade sort le 15 mai. La voix est rauque, la taille un peu affaissée, le teint blême, le corps amaigri.

OBSERVATION XLIX.— (Salle Saint-Charles, n° 19.)

A... (Arthur), 17 ans, mercier.

Avril	m.	T.	s.	m.	P.	s.	Avril.	m.	T.	s.	m.	P.	s.
3	»	»	39.2	»		100	15	38.1		39.4	116		112
4	38.6		38.2	100		92	16	37.4		39.2	100		100
5	38.2		39.4	84		100	17	38.3	»	»	100		»
6	38		39.3	80		108	18	38.1		39.8	92		100
7	38.2		39.2	64		92	19	38.2	»	«	96		»
8	37.2		39	72		92	20	37.8	»	»	88		»
9	37.2		38.2	88		104	23	38.7		39.9	100		96
10	37.2		39.5	76		100	24	38.5		39.3	84		84
11	37.7		39.2	88		84	25	38.1	»	»	96		»
12	37.9		38.9	92		96	26	38.1	»	»	100		»
13	38.6		39.2	96		100	27	37.9		39	108		120
14	»	»	» »	»		100	28	37.5		38.2	88		80

Diagnostic. — Tubercules au second degré à gauche. Pneumonie consécutive.

Ce jeune malade est né de parents tuberculeux. Depuis quatre ans qu'il est à Paris, il a supporté beaucoup de privations.

Au sommet gauche, râles muqueux, souffle pneumonique.

Stibiation pendant neuf jours.

Le pouls n'est pas très-fréquent.

La température s'élève à peu près constamment d'un degré tous les soirs. Le pouls ne présente pas toujours la même variation.

La respiration est fréquente et courte. Le minimum des respirations est de 32 par minute, le maximum de 56; le chiffre le plus ordinaire est de 44. La fréquence est un peu augmentée le soir.

Après la stibiation, médication tonique.

Le 1er mai, le malade demande sa sortie. Son état général n'est pas sensiblement modifié. La poitrine présente les mêmes symptômes, à part ceux de la pneumonie.

OBSERVATION L.— (Salle Saint-Charles nᵒ 16.)

L... (Joseph), 21 ans, brossier.

Mai.	m.	T.	s.	m.	P.	m.	Mai.	m.	T.	s.	m.	P.	m.
16	»		» 37.7	»		88	27	37.4		38.7	80		104
17	37		36.8	76		100	28	37.6		38.2	88		64
18	37.4		37.8	80		92	29	37		38.3	84		92
19	38.2		38	76		88	30	37.7		37.8	84		84
20	37.2		37.4	80		96	31	37.2		37.8	84		84
21	37.3		38.5	84		92	Juin.						
22	36.4		38.4	84		88	1	37.4		38.2	92		94
23	37.6		37.6	92		96	2	37.2		38.1	80		88
24	37.8		38.4	88		88	3	37		» »	88		»
25	38.2		38	96		96	4	37.2		» »	92		»
26	37.7		38	92		104							

Diagnostic. Tubercules au troisième degré.

Santé habituelle délicate; constitution médiocre, squelette grêle, chairs flaccides, émaciation, poitrine étroite. Deux ou trois hémoptysies l'hiver dernier, des épistaxis.

Caverne au sommet gauche et tubercules ramollis au sommet droit.

Le malade est soumis à la stibiation dosée à 30 centigrammes pendant dix jours.

Le premier jour (17 mai), il y a des vomissements et des selles. La température tombe à 36°,8 le soir, tandis que le pouls monte à 100 pulsations.

Les jours suivants la tolérance s'établit; la température, normale le matin, s'élève le soir d'un degré environ.

Le pouls présente peu de différence le soir et le matin. Le 28 au soir il tombe à 64 pulsations sans cause appréciable.

La respiration oscille entre 36 et 24 inspirations par minute.

Poids : le 17 mai, 40,800 gram.; le 23 mai, 40,950.

Ainsi, pendant la stibiation, malgré les vomissements et les selles du 17 mai, le malade ne perd pas; il y a même une légère augmentation de poids.

OBSERVATION LI. — (Salle Saint-Charles, n° 15)

P..... (Jean), 26 ans, tailleur de pierres.

Mai.	m. T. s.		m. P. s.		Mai.	m. T. s.		m. P. s.	
19	37	38.2	72	76	29	37.4	39	72	92
20	37.8	38.4	76	74	30	38.2	38.6	68	76
21	37.4	38.4	60	72	31	37.4	38.4	76	88
22	37.8	38.4	64	76	Juin.				
23	37.4	38.8	60	76	1	37.5	38.8	80	72
24	37.7	38.4	80	80	2	37.8	38.6	76	68
25	38	39	64	68	3	37.6	38.8	60	82
26	37.4	»	64	»	4	37	38.2	55	76
27	38	38.6	68	76	5	37.4	38.6	64	88
28	37.4	39.2	72	88	7	37.6		88	

Diagnostic. — Tubercules pulmonaires au deuxième degré.

Depuis trois mois deux hémoptysies et de l'aphonie ou de la raucité de la voix ; toux sèche et fréquente ; le poids du malade, depuis un an, a diminué de 8070 grammes. Tous les signes de la tuberculisation au deuxième degré.

Le malade est soumis à la stibiation, du 20 au 26 mai, pendant sept jours.

Le premier jour le médicament n'est pas supporté ; la tolérance s'établit dès le deuxième jour.

Pendant cette médication, comme après, la température reste à peu près stationnaire, entre 38° et 39° le soir. Le matin elle est inférieure d'un degré environ. Le pouls ne paraît pas non plus influencé.

La respiration est en moyenne de 32 inspirations par minute, un peu plus fréquente le soir que le matin.

1er juin. L'état du malade ne présente pas d'amélioration dans son état général. Il a toujours des sueurs abondantes et des alternatives de vomissement et de diarrhée.

Le 15. Le malade demande sa sortie.

Maladies diverses. — Ictère.

OBSERVATION LII. — (Salle Sainte-Anne, n° 7.)

M..... (Judith), 37 ans, cuisinière.
Diagnostic. — Ictère.

Cet ictère a présenté une marche lente, une durée longue, et s'est caractérisé, outre la teinte jaune des téguments et de la muqueuse buccale, par de l'anorexie, une constipation opiniâtr des urines très-peu abondantes; rares et très-colorées, de l'insomnie, des épistaxis peu abondantes et assez fréquentes.

Avril.	m. T. s.		m. P. s.		Mai.	m. T. s.		m. P. s.	
19	»	38.2	»	76	14	37.1	38	72	»
20	37.6	»	84	»	15	36.2	37.8	68	84
21	»	36.8	»	76	16	36.8	7.6	64	88
Mai.					17	36.7	36.8	72	64
4	»	38.2	»	84	18	»	37.3	»	92
5	36.8	35.8	64	64	18	»	36.9	»	76
6	36.7	38.4	68	80	20	37.2	37.4	72	76
7	37.4	37.2	»	68	21	35.7	36.8	60	72
8	36.4	37.2	62	64	22	36.5	37.6	62	80
9	37.1	36.7	64	72	23	35.2	36.4	62	80
10	37	37.2	60	72	24	37.2	37.9	64	96
11	37	37.6	68	60	25	35	37.4	64	92
12	»	»	64	»	26	36.7	»	64	»
13	»	39	»	72					

Mesuré le 4 mai à l'aide de la percussion, le foie présente un diamètre vertical de 8 centimètres sur la ligne médiane et de 11 centimètres sur la ligne mamelonnaire; il est sensible.

L'urine, traitée par l'acide azotique et par la chaleur, ne donne pas de précipité ni du sucre par la liqueur cupro-potassique.

Dans le cours de la maladie, la fille M..... a éprouvé assez souvent des sueurs abondantes. La faiblese musculaire a été grande aussi.

La température, à quelques exceptions près, a été normale, quelquefois même au-dessous de la normale, surtout le matin.

Un fait particulier, qui s'est produit plusieurs fois, c'est la bizarrerie des idées et des paroles de la malade, une sorte de monomanie tranquille qui la portait à désirer et à demander sans cesse divers médicaments qui devaient la guérir, disait-elle, et qu'on ne lui donnait pas.

La pouls a été à peu près constamment normal quant au nombre des pulsations, mais l'impulsion en a été invariablement faible, très-faible.

La malade a gardé le lit environ cinq semaines.

Son alimentation a consisté en bouillons et potages.

Le 23 mai, le foie, percuté de nouveau, mesurait 11 et 13 centimètres dans les deux diamètres verticaux.

La malade est sortie le 27 mai, l'affaiblissement musculaire étant encore extrême.

OBSERVATION LIII. — (Salle Saint-Charles, no 1.)

D... (Jean-Nicolas), 68 ans, journalier.

Avril.	m.	T.	s.	m.	P.	s.	Avril.	m.	T.	s.	m.	P.	s.
8	»		36.6	»		56	18	36.5		36.7	52		56
9	36.7		37.5	48		64	19	36.4		36.2	56		56
10	36.5		37.2	50		56	20	36.5		38	56		60
11	36.2		36.8	50		58	23	36.7		37.6	58		62
12	36.2		36.9	48		56	24	36.7		37.2	56		60
13	36.8		36.6	48		31	25	36.7		36.7	52		64
15	36.8		36.2	46		56	26	36.5		36.6	48		56
16	35.8		36.6	44		54	Mai.						
17	35.8		36.8	52		56	3	35.8		»	60		»

Diagnostic. Ictère intense.

En décembre dernier, hémorrhagie dentaire abondante, après l'extraction d'une dent, hémorrhagie qui n'a cédé qu'à la cautérisation au fer rouge. Séjour consécutif à l'hôpital pendant dix-huit jours. Depuis cette époque, faiblesse extrême; nausées tous les matins; pas de vomissements.

Au commencement de ce mois d'avril, le malade a remarqué qu'il était jaune. Les fonctions se font bien; l'ictère est progressif. Il le rapporte à un refroidissement éprouvé il y a quinze jours.

Le foie est volumineux, douloureux à la percussion au niveau du bord inférieur et de l'épigastre; selles régulières.

Du 8 avril au 3 mai, époque de la sortie, le malade n'a pas eu de vomissements, mais de fréquentes nausées; pas d'épistaxis.

Le 23. Le foie n'est plus douloureux à la percussion, et la décoloration ictérique se fait graduellement.

La température du matin est constamment au-dessous de 37 degrés et trois fois au-dessous de 36; le soir, elle atteint à peine 37 degrés; pouls lent. La respiration varie entre 40 et 28 inspirations; le chiffre le plus fréquent est de 32.

LÉSIONS DE CIRCULATION.

OBSERVATION LIV. — (Salle Saint-Charles, n° 18.)

S... (Christophe), 27 ans, cordonnier.

Avril.				Avril.			
1	».	36.6	80	— 2	»	36.8	»	92

Diagnostic. Lésions cardiaques, hypertrophie du cœur, rétrécissement mitral.

Le malade, entré dans le service le 1ᵉʳ avril, succombe le 2, vingt-quatre heures après son entrée.

On a pu constater, avant la mort, une dyspnée extrême; la cyanose très-prononcée de la face et des extrémités; de l'œdème, surtout aux membres; l'étroitesse et la faiblesse du pouls; un bruit de souffle au premier temps.

OBSERVATION LV. —(Salle Saint-Charles, nº 20.)

D... (Guillaume), 43 ans, teinturier.

Avril.	m.	T.	s.	m.	P.	s.	Avril.	m.	T.	s.	m.	P.	s.
11	36	35.6		88		80	24	37.1		»	76		»
12	36.1	36.8		80		88	25	37		»	80		»
13	36.6	37.6		84		100	26	37		»	91		»
14	»	»		»		92	27	37		37.2	84		4
15	36.4	36.5		98		92	29	37.4		»	88		»
16	36.2	37.2		84		92	30	37.5		»	80		
17	37.2	37.2		88		90	Mai.						
18	36·7	37.2		86		92	1	36.6		37	76		90
19	36.6	»		86		«	2	37		37.7	96		100
23	37	»		88		«	3	37.4		»	96		»
24	37.2	37.3		80		88							

Diagnostic. Lésion cardiaque; albuminurie.

Etat actuel : anasarque très-marquée aux membres inférieurs et aux bourses, moins marquée au tronc et aux membres supérieurs.

Cette anasarque remonte, au dire du malade, à un mois et demi environ.

Foie. Paraît très-petit, douloureux à la percussion au niveau du bord inférieur et de l'épigastre.

Urine. Très-albumineuse.

Poumons. Congestionnés, œdématiés à la base.

Cœur. Bruit de souffle au second temps, à la pointe.

Sous l'influence des purgatifs, de piqûres faites au membre inférieur, et sans doute du repos au lit, l'œdème des membres inférieurs et des bourses diminue notablement; la respiration est moins gênée. Ceci se passe vers le 20 avril. A cette même date, et pendant plusieurs jours, l'urine ne précipite plus par la chaleur, mais seulement par l'acide azotique. Le pouls, qui était d'abord très-faible et à peine perceptible, devient plus accentué et un peu plus fort. Alors aussi la température monte un peu et paraît fixe à 37 degrés e au-dessus. L'état général s'améliore assez pour que le malade demande son exeat le 15 mai.

CANCER DU PYLORE.

OBSERVATION LVI, — (Salle Saint-Charles, n° 9.)

G... (Claude), 42 ans, tonnelier.

Févr.	m. T.	2.	m. P.	s.	Mars.	m. T.	s.	m. P.	s.
12	»	37.2	»	88	1	35.6	»	44	»
13	37	37.2	72	80	2	»	36.9	48	56
14	37.8	37.6	70	80	3	36.9	37.	84	60
15	37.6	3 .2	67	84	4	36.9	37	96	84
16	36.8	37.6	64	64	5	36.6	36.3	96	88
17	37.4	37.	72	86	6	36	36.2	72	91
18	37.4	37.6	72	100	7	36.1	36.6	104	100
19	38.4	37.2	80	76	8	36.1	»	88	84
20	36.4	37.2	72	72	9	35.9	36.6	88	92
21	36.4	35.8	88	76	10	35.7	36.2	100	92
22	35.4	37.2	64	64	11	36	35.8	88	84
23	36.2	37.7	64	60	12	35.4	36.3	84	100
24	36.7	36.8	80	56	13	35.6	»	96	116
25	36.5	37.6	44	80	14	35.6	35.4	100	104
26	36.3	36.8	46	64	15	35.9	»	92	100
27	35.8	36.8	48	76	16	»	»	76	»
28	35.6	37.2	52	64					

Le malade entre à l'hôpital le 6 février. Il vomit tous les jours ses aliments depuis seize jours et est constipé depuis le même temps.

Application de deux cautères au niveau du pylore le 12 février. Alimentation liquide froide; hydrothérapie.

Le malade continue à vomir presque journellement. Les matières ont une odeur très-acide et ne paraissent pas contenir de sang. La constipation continue, et le malade n'obtient de selles que par les purgatifs.

3 mars. On constate une altération notable de la voix, et, les jours suivants, une aphonie progressive.

Poids. A son entrée, le malade pesait 52.500 grammes. Trente-deux jours après, il avait perdu 10.830 grammes et ne pesait plus que 41.670 grammes.

La mort est survenue le 16 mars.

L'autopsie a pleinement justifié le diagnostic, et l'orifice pylorique se trouvait réduit au diamètre d'un petit tuyau de plume par suite des productions hétéromorphes formées dans cette région.

Chez ce malade, la température a constamment baissé et a rarement atteint le degré normal pendant les quinze derniers jours de la vie.

Le pouls devenait plus faible et un peu plus fréquent.

Les mouvements respiratoires ont rarement dépassé le nombre 24.

CHORÉE.

OBSERVATION LVII. — (Salle Saint-Anne, n° 10.)

F..... (Augustine-Brigitte), 24 ans, sellière.

Mars.	m.	T.	s.	m.	P.	s.
27	37.3		37.2	80		88
28	37.4		37	84		88
29	36.6		37.2	88		92
30	37.4		36.4	84		80
31	36.9		36.8	72		84
Avril.						
1	36.8		37.3	68		66
2	36.8		37.6	64		68
3	37.5		37.6	72		88
4	37.2		37.2	68		76
5	37.2		37.2	68		76
6	37		37.5	76		84
7	37.4		37.4	76		68
8	37.3		36.6	60		68

Avril.	m	T.	s.	m.	P.	s.
9	36.8		37.	68		70
10	37.5		36.4	68		64
11	37.2		36.7	68		72
12	36.5		»	60		»
13	36.9		36.4	72		64
14	36.7		37.6	68		88
15	»		37.6	»		72
16	36.6		37.	68		76
17	37		37.2	76		88
18	37.2		37.3	60		88
19	37.2		38.	68		92
20	36.8		37.9	72		84

Santé habituelle bonne; logement et nourriture convenables; travail de douze heures par jour, assez pénible, consistant à piquer des articles de voyage.

Lorsque la malade éprouve quelque contrariété, elle se refroidit; un sentiment d'oppression l'accable; ses traits se crispent, elle pâlit, mais jamais elle ne perd connaissance.

Il y a un mois environ, pendant ses règles, elle a éprouvé une frayeur subite; ses règles s'arrêtèrent. Quinze jours après des mouvements convulsifs et involontaires se sont manifestés dans l'épaule droite, puis dans tout le côté droit du corps. Les règles ont reparu à leur époque, mais seulement pendant quelques heures et en très-minime quantité. L'appétit est diminué, les maux de tête fréquents siégeant surtout au sommet, aux tempes et au sommet des orbites.

La force musculaire volontaire est troublée, et la pression avec la main droite est instantanée, assez forte néanmoins; les mouvements des membres du côté droit sont convulsifs, continuels, involontaires. A gauche, état normal.

La sensibilité est émoussée sur différentes parties du corps non symétriques; toutefois le trouble est plus marqué à droite qu'à gauche, plus dans le sens de la flexion que dans celui de l'extension.

L'audition est altérée avec une intensité variable. La vision présente aussi plusieurs troubles, tels que mouches volantes, nuages passagers, sensation de lumières diverses, douleurs profondes dans le globe oculaire, paraissant développées surtout pendant l'accommodation.

Intelligence : réponses nettes, diminution de la mémoire. L'imagination est sujette à des visions, à des illusions la nuit et même le jour.

Miction facile, mais peu abondante (trois fois dans quatre jours); selles rares, tous les quatre à cinq jours.

La stibiation, dosée à 30 centigrammes, est commencée le 28 mars, et elle est continuée jusqu'au 8 avril (douze jours).

3 avril. La sédation, notée dès le 30 mars, était déjà considérable, la sensibilité naturelle et même délicate.

Du 9 au 12. Les règles apparaissent et coulent.

Le 11 avril. Les mouvements volontaires du côté droit sont réglés, et la malade peut se servir de la main droite pour boire, manger et même se coiffer. La marche est aussi plus assurée. Les troubles de la vision persistent dans l'œil droit ; le sommeil est meilleur.

Température : la stibiation ne paraît pas l'avoir influencée, puisque avant, pendant et après, elle oscille entre 36°,5 et 37°,5, avec une légère augmentation le soir.

Le pouls, variable entre 68 et 90 pulsations, se tient en moyenne à 70.

Exeat le 22 avril. L'état de la malade est très-satisfaisant. A part un peu de faiblesse dans l'œil droit, il est normal.

OBSERVATION LVIII (*Phlegmatia alba dolens* généralisée).

(Salle Sainte-Anne, n° 4.)

L... (Anna), 18 ans, couturière.

La malade est accouchée le 15 janvier dernier. La grossesse a été bonne; santé antérieure bonne; tempérament lymphatique.

A Paris depuis seize ans. Il y a huit jours, la malade a remarqué que son coude gauche enflait, que les mouvements d'extension et de flexion devenaient douloureux; puis le gonflement a gagné les parties supérieures et inférieures du membre.

15 mars. La main était encore saine.

La malade se plaint en outre d'une faiblesse générale, surtout du côté gauche.

Le 21. Depuis trois à quatre jours, le coude droit est pris de gonflement comme le côté gauche; la malade a des lipothymies; le pouls est petit et fréquent; le teint est pâle contre l'ordinaire ; il y a des sueurs; la déglutition est pénible, la voix voilée.

	Côté gauche.		Côté droit.			
Mars.	m. T.	s.	m. T.	s.	m. P.	s.
17	»	38.2	»	37.7	»	120
18	36.4	37.3	36.2	37.2	108	120
19	»	37.3	»	37	»	132
20	»	36.9	»	36.5	»	120
21	36.4	37.3	36.8	36.6	108	128
22	37	37.7	37	37.7	96	124
23	37.6	38.2	38	38.4	106	124
24	38.3	38.8	38.3	39.2	116	106
25	38.3	38.8	38.5	39	108	116
26	38.6	38.6	38.6	38.6	118	104
27	38.2	39	38,4	39	100	100
28	37.9	38.2	38.3	38.4	104	112
29	38	38.4	38	38.6	116	120
30	37,6	38.5	38.2	38.8	100	96
31	38.2	39	38,3	39	116	124
Avril.						
1	38.6	39.2	38.6	39.1	116	120
2	37.6	38	38	38.5	112	116
3	37.2	38	37.4«	38,2	102	112
4	37.6	38	37.4	38,2	108	112
5	37.1	37.4	37.4	37.8	104	128
6	37.2	37,4	37.2	38	112	124
7	37.3	37.9	37.3	38	116	124
8	37.5	37.8	37.4	»	112	120
9	37	37.2	37.2	37.4	104	116
10	»	37.8	»	»	116	120
11	37.6	38.2	»	»	112	120
12	37.6	38.4	»	»	104	124
13	37.8	38.4	»	»	108	116
14	37.6	38.3	»	»	108	116
15	37.2	38.4	»	»	112	132
16	37.2	37.8	»	»	106	124
17	37.2	38.2	»	»	100	120
18	37	»	»	»	100	»

Le 22. Auscultation : souffle tubaire à droite, respiration rude à gauche. La malade ayant voulu se lever, ou plutôt se faire lever, elle a une syncope de quatre minutes environ.

Le 24. OEdème marqué au niveau des reins, à la partie antérieure du tronc, à la partie interne des cuisses.

La disphagie est un peu diminuée.

Le 25. La main gauche est désenflée, la main droite commence à désenfler aussi.

Le 29. Les deux membres supérieurs sont désenflés; la disphagie persiste; l'extension des membres supérieurs ne peut se faire qu'à moitié; les battements du cœur sont tantôt précipités, tantôt ralentis; le premier bruit est rude. Tendance aux lipothymies.

1er avril. Légère épistaxis le matin; le soir, céphalalgie vive.

Le 3. Douleur vive au niveau du foie; la percussion ou la pression l'exaltent.

Le 9. La disphagie a diminué, mais non cessé; la voix est nasonnée; l'écartement des mâchoires est limitée à 1 centimètre et demi entre les bords libres des dents.

Le 10. Céphalalgie vive : frissons par tout le corps.

Le 18. La céphalalgie et la douleur hépatique tendent à cesser.

13 mai. La convalescence marche lentement; la malade est très-amaigrie, décolorée et faible. — Exeat pour le Vésinet.

Température. Prise pendant un certain temps comparativement dans les deux aisselles, avec les mêmes précautions, elle n'a accusé que de légères différences, presque toujours au profit du côté droit. Quant au degré d'élévation, malgré l'état général, qui a paru grave pendant plusieurs jours, la température s'est peu élevée au-dessus de la normale et n'est jamais tombée au-dessous.

Pouls. Constamment fréquent, à 100 pulsations et au-dessus, il a été toujours faible, mou, quelquefois à peine perceptible, tandis que les battements du cœur étaient très-nets et vibrants, tantôt réguliers, tantôt irréguliers.

ANÉMIE.

OBSERVATION LIX. — (Salle Sainte-Anne, n° 17.)

L..... (Octavie), 28 ans, matelassière.

Avril.	m.	T.	s.	m.	P.	s.	Avril.	m.	T.	s.	m.	P.	s.
4	36.4	37.7		»	88		25	37.1	38.2		68	104	
5	36.4	38		80	92		26	37	37.8		64	76	
6	36.5	38.3		80	96		27	37.1	37.9		68	96	
7	37.3	37.7		72	86		28	36.9	37.7		72	96	
8	36.7	38.2		78	92		29	36.7	37.8		76	100	
9	36.5	37.9		80	84		30	37.5	38		88	92	
10	36.5	37.3		68	80		Mai.						
11	37.8	37.6		76	76		1	36.8	37.8		68	88	
12	37.8	37.7		84	84		2	37.2	37.8		68	88	
13	37.2	37.9		68	84		3	37.2	37.6		80	92	
14	77.4	37.9		68	84		4	36.6	38		72	100	
15	47.8	38		84	92		6	36.5	37.5		72	92	
16	37.2	37.9		64	84		7	37	37.4		68	84	
17	37.7	37.9		76	76		8	36.2	37.7		68	80	
18	37.5	37.9		64	92		9	35.9	37.5		70	92	
19	36.7	«		84	»		10	37.4	37.7		78	84	
20	37.2	37.9		64	72		11	37.7	37.5		84	96	

A Paris depuis l'âge de 9 ans.

Réglée à 16 ans et demi; menstruation régulière; mariée à 20 ans; un enfant. Santé habituelle bonne.

Il y a six mois environ, la malade a commencé à souffrir de maux de reins, de maux d'estomac; des pertes blanches se sont montrées, et ces symptômes ont marché d'une manière croissante.

Actuellement flueurs blanches abondantes; règles décolorées avançant tous les mois de plusieurs jours; céphalalgie, bourdonnements d'oreille, vertiges, palpitations, bruit de souffle au premier temps du cœur, souffle intense dans les vaisseaux du cou, haleine courte, essoufflement facile, faiblesse des jambes, troubles de la vue.

Traitement. — Douches froides matin et soir, vin de quinquina, vin de Bordeaux, viande rôtie (une portion), pilules de Valette.

Température. — Le matin elle est souvent à la limite inférieure de la normale; la douche ne paraît pas l'influencer. Pour le constater, le thermomètre a été placé tantôt avant, tantôt après.

Le soir, elle est toujours supérieure d'un degré environ.

Pouls, faible impulsion.

Après cinq semaines de traitement, la malade accuse une amélioration sensible dans son état; cependant quelques symptômes ne paraissent pas modifiés, tels que le bruit du cœur et des vaisseaux et tout ce qui tient à la circulation. La nutrition se fait mieux, et le poids de la malade augmente.

Le 14 mai, exeat pour le Vésinet.

PUERPÉRALITÉ.

OBSERVATION LX.—(Salle Sainte-Anne, n° 15).

D... (Marie-Louise), 19 ans, couturière.

Février	m. T. s.		m. P. s.		Mars.	m. T. s.		m. P. s.	
28	37.9	37.8	68	68	4	36.4	37.6	72	102
Mars.					5	37.4	38.4	72	116
1	37	37.1	80	68	6	37.4	» »	96	»
2	37.1	37.7	72	80	7	37.7	» »	72	»
3	36.8	37.8	80	108					

Dernières règles le 10 juin.

Grossesse pénible, n'a senti remuer qu'à sept mois; peu d'appétit, hémoptysies.

Premières douleurs, le 28 février a trois heures du matin, accouchement deux heures après.

1er mars. Les seins grossissent, on sent les glandes engorgées.

Les 2 et 3. L'engorgement augmente, la peau se tend; l'enfant tette.

Le 5. Région inguinale très-douloureuse.

Le 11. Exeat.

OBSERVATION LXI. — (Salle Sainte-Anne, n° 7.)

A... (Fanny), 21 ans, blanchisseuse.

Mars.	m.	T.	s.	m.	P.	s.	Mars.	m.	T.	s.	m.	P.	s.
3	37.1	37.6		68		76	7	36.7	37.6		60		80
4	37.1	38		80		72	8	» »	37.8		»		80
5	37	38		52		76	9	37.8	» »		84		»
6	37	36.8		62		68							

Dernières règles le 25 mai.

Grossesse marquée par des vomissements et de la toux.

Premières douleurs le 3 mars, à cinq heures du matin.

Accouchement à huit heures un quart.

Le 4 mars, les seins sont pleins de lait.

La mère allaite.

Suite régulière.

Exeat le 10 avril.

OBSERVATION LXII.— (Salle Sainte-Anne, n° 24.)

H... (Pauline), 32 ans, confectionneuse.

Mars.	m.	T.	s.	m.	P.	s.	Mars.	m.	T.	s.	m.	P.	s.
13	37.4	37.5		76		90	19	» »	38.5		»		100
14	39.9	40.6		112		128	20	» »	38.6		»		100
15	39.4	40.1		112		112	21	37.7	38.2		72		88
16	37	39.9		96		116	22	» »	39.3		»		100
17	37.8	38.6		100		104	23	39.2	38.7		94		88
18	» »	39.4		»		108	24	» »	38		84		»

La malade a eu cinq grossesses, dont deux à terme et trois fausses couches, y compris celle-ci. Elle ignore à quelle époque elle est devenue enceinte, ayant eu ses règles tous les mois. Elle sentait remuer depuis deux mois environ. Il y a neuf jours, elle a éprouvé une vive émotion, à laquelle elle attribue sa fausse couche. Celle-ci s'est faite le 12 mars, à cinq heures du matin. L'enfant était mort; il paraît être arrivé à l'àge de 6 mois environ.

Quarante-huit heures après l'accouchement, la femme présente un appareil fébrile assez intense qui paraît dépendre de phénomènes abdominaux qui se dissipent promptement:

OBSERVATION LXIII. — (Salle Sainte-Anne, n° 26.)

P... (Estelle-Marie-Eugénie), 24 ans, blanchisseuse.

Mars.	m.	T. s.	m.	P. s.
25	38	38	78	68
26	38,1	38,1	72	84
27	37.8	38,4	80	96
28	37.7	38.2	68	84
29	37.7	38,4	84	92
30	37.8	38	76	»
31	37.5	37.9	64	80
Avril.				
1	38	38	68	76

La femme est primipare.

Dernières règles le 17 juin dernier.

Grossesse bonne.

Premières douleurs le 24 mars, à midi.

Entrée à l'hôpital à quatre heures du soir.

Accouchement à cinq heures.

L'accouchée allaite son enfant.

Pendant les six premiers jours qui suivent l'accouchement elle éprouve chaque soir un mouvement fébrile modéré et dont la cause n'est pas appréciable. Aucun phénomène morbide du côté du ventre ni du côté des seins; fonctions digestives régulières et normales·

OBSERVATION LXIV. — (Salle Sainte-Anne, n° 24.)

C... (Pauline), 18 ans, couturière.

Mars.	m.	T. s.	m.	P. s.
30	37.9	37.6	72	76
31	39.4	39.8	100	100
Avril.				
1	37.7	38.2	84	96
2	37.7	38.6	78	96
3	37.8	38.7	76	76
4	38.3	38,6	80	85
5	38	38	84	84
6	37.5	38,5	76	100

Primipare. Allaitement par la mère.

Dernières règles le 26 juin dernier.

Grossesse; quelques vomissements au début. A part cela, pas d'accidents, santé bonne.

Premières douleurs le 29 mars dans la matinée.

Accouchement le même jour, à dix heures du soir, Hémorrhagie assez abondante après la délivrance.

Trente-six heures après l'accouchement, mouvement fébrile assez marqué qui se reproduit tous les soirs jusqu'au huitième jour, sans cause appréciable.

OBSERVATION LXV. — (Salle Sainte-Anne, n° 7.)

R... (Joséphine), 25 ans, lingère.

Fév	m.	T. s.	m.	P. s.	Fév.	m.	T. s.	m.	P. s.
14	»	39.1	«	112	20	37.6	38.2	83	88
15	37	39.6	76	108	21	37	39	84	104
16	39.2	40.2	100	132	22	37.4	37.5	80	96
17	38.4	40	100	112	23	37	37.7	80	88
18	38.3	39.6	100	108	24	36.6	37.5	64	100
19	37.8	38.2	100	96					

Multipare, n'allaite pas.

Dernières règles le 8 mai dernier.

Grossesse bonne.

Premières douleurs le 14 février, à cinq heures du matin.

Accouchement à dix heures un quart du matin.

Appareil fébrile observé huit heures après, nul le 15 au matin, revenu le soir pour se continuer jusqu'au 19 février inclusivement. L'enfant n'a pas été mis au sein. Le lait s'est formé abondamment, les mamelles sont devenues très-engorgées et très-dures jusqu'au 21 malgré deux purgatifs à la magnésie.

OBSERVATION LXVI. — (Salle Saint-Anne, n° 19.)

G.... (Marie-Madeleine), 38 ans, journalière.

Févr.	m.	T. s.	m.	P. s.
19	»	37.4	»	68
20	37	37.8	68	80
21	37.2	»	68	92

Multipare, dixième couche.

La femme n'est enceinte que de sept mois.

L'accouchement a lieu le 19 février, vers midi. L'enfant ne vit que quelques instants. Quarante-huit heures après, les seins sont engorgés; pas de mouvement fébrile.

La femme sort le 28 février.

OBSERVATION LXVII. — (Salle Sainte-Anne, n° 23.)

F..... (Émilie), 30 ans.

Mars.	m. T. s.		m. P. s.	
2	»	37.8	»	104
3	37.3	37.8	68	88
4	38.1	37.3	92	100
5	37.5	38.4	84	108
6	57.6	37.8	88	108
7	36.4	37.9	76	96
8	37.3	36.4	80	92
9	37	37.3	72	92
10	36	36.8	85	80

Primipare. Enfant mort-né.

L'accouchement s'est fait en ville, le 2 mars dans la matinée. La grossesse a été bonne; l'enfant était à terme.

La femme, ne pouvant uriner seule, est sondée douze heures après l'accouchement.

Le 4 mars au matin (quarante-huit heures de l'accouchement) les seins sont très-engorgés et très-durs. Cet état se prolonge pendant quatre jours environ sans aucun accident.

OBSERVATION LXVIII. — (Salle Sainte-Anne, n° 23.)

F..... (Célestine), 27 ans, relieuse.

Avril.	m. T. s.		m. P. s.	
6	»	38.2	»	72
7	37.5	37.6	56	68
8	37.2	37.8	56	76
9	37.7	40.6	60	120
10	40.7	40.6	116	120
11	38.8	38.6	92	76
12	38.2	38.7	76	72
13	39.2	38.3	76	68
14	40.6	40	76 / 108	100
15	38.6	40	88	108
16	40.9	37.4	108	68
17	37.9 / 40.7	41.2	76 / 92	100
18	37.7	37.1	72	72
19	36.3	37	64	64
20	36.7	37	52	60
21	36.6	»	56	»
22	36.5	»	48	»
23	37	37.3	56	64
24	»	37.2	»	68
25	36.2	»	68	»
26	»	36.8	»	76

Multipare. Allaitement.

Cette malade est à sa deuxième grossesse. La première s'est terminée par une application de forceps.

Celle-ci a été signalée par quelques vomissements pendant le premier mois et par deux chutes dans la rue, l'une à trois mois, l'autre à six mois.

Les dernières règles datent du 8 août; la femme n'est donc pas à terme.

Hier, sans cause connue, elle a été prise de vives douleurs qui se sont terminées par l'accouchement aujourd'hui 6 avril, à midi.

L'enfant est très-faible et petit.

Pas d'accident jusqu'au 9. Ce jour, à la suite d'une vive contrariété, la malade éprouve une fièvre intense.

Le 10. Vomissements, douleur abdominale vive ; épistaxis.

Le 11, le 12 et le 13. Il paraît y avoir beaucoup d'amélioration ; la malade ne se plaint de rien, sinon d'un peu de douleur à la pression dans la région inguinale.

Le 14, à sept heures du matin, aucun malaise ; la malade est calme, ne souffre de rien et paraît satisfaite de son état. Cependant le thermomètre marque 40°,6. Le pouls est à 76. Je dis à la malade qu'elle a la fièvre; elle me répond par un sourire d'incrédulité. Je la laisse, et, à sept heures et demie, frisson violent jusqu'à neuf heures et demie environ ; à ce moment le pouls est monté à 108.

Ce fait me paraît bon à noter parce qu'il démontre que l'élévation de la température peut précéder l'accélération du pouls et n'être pas perçue par le malade lui-même alors que l'instrument la rend appréciable. Il y a là à côté l'un de l'autre un fait physique et un fait physiologique qui ne manquent pas d'intérêt, et qu'il pourrait être bon de vérifier plus amplement.

L'irrégularité des accès fébriles chez cette malade ne m'a pas permis d'observer deux fois le fait ci-dessus. Ces accès, précédés de vomissements hors de proportion avec les phénomènes abdominaux qui sont insignifiants, se sont reproduits d'une manière irrégulière pendant plusieurs jours (du 9 au 17), débutant toujours par du frisson et se terminant par la sudation. Le sulfate de quinine est administré après le troisième accès, et, à partir du 17, la température tombe à la limite inférieure de la normale, et le pouls devient lent et d'une impulsion très-faible.

La malade sort le 27 avril.

Nota. — Dans la courbe thermométrique relative à cette observation, il y a, à la date du 17 avril, température du matin, deux points thermométriques. Le plus bas a été pris avant la visite, à sept heures, et le second à neuf heures.

CONCLUSIONS.

Ce travail renferme 68 observations. Ce chiffre est assez important, mais le contingent afférent à chaque maladie dont il y est question est plus restreint.

Je l'ai entrepris sans idée préconçue, j'ai fait comme le voyageur qui prend une route inconnue sans savoir où elle le conduira.

J'ai fait peu de chemin peut-être, pourtant je suis arrivé à une conviction sincère. Je ne crois pas pourtant devoir formuler des conclusions absolues ; ce sera l'œuvre du temps, s'il y a lieu.

Quoi qu'il en soit, il me semble résulter des faits qui précèdent :

1° Que l'intensité de la fièvre ne peut être appréciée d'une manière exacte qu'à l'aide du thermomètre ;

2° Que pour avoir une idée nette et précise, sur la marche et la gravité d'une maladie caractérisée par la fièvre, et cela à ses différentes périodes, il est nécessaire d'appliquer, matin et soir, le thermomètre dans l'aisselle du malade ;

3° Que l'état thermométrique est le plus certain des symptômes généraux ;

4° Que le diagnostic étant la base du traitement le plus utile, le thermomètre peut, dans mainte occasion, tenir le praticien en éveil sur l'opportunité de telle ou telle prescription, ou attirer son attention sur des actes morbides qui lui échappent et que l'élévation du thermomètre peut lui faire soupçonner et découvrir ;

5° Que le pronostic est souvent fâcheux lorsque la température atteint 41°, sans rémission marquée le matin, et que le pouls s'accélère et s'affaiblit;

6° Que dans les maladies les plus graves et à forme aiguë, la rémission marquée du matin est presque toujours d'un augure favorable;

7° Que la fréquence du pouls est extrêmement variable, que dès lors, le médecin, dans l'intérêt du malade et de sa propre responsabilité, ne doit pas baser son diagnostic sur cet élément seul, aidé d'une évaluation approximative de la température par le tact;

8° Que l'emploi du thermomètre, joint aux autres éléments de diagnostic et de pronostic, est un puissant auxiliaire auquel le praticien pourra devoir plus d'assurance dans sa conduite, et le malade plus d'un bon service.

9° Dans les affections diathésiques et à forme chronique, les indications thermométriques peuvent avoir leur intérêt scientique, mais ni le praticien, ni le malade ne sauraient en tirer grand profit.

FIN

A. Parent, imprimeur de la Faculté de Médecine, rue M.-le-Prince, 31.

Salle St Charles Nº 4 — Observation III.

M:B.

Février				Mars																										
25	26	27	28	1	2	3	4	5	6	7	8	9	10	11	12	13	14	15	16	17	18	19	20	21	22	23	24	25	26
7e Jour	Emétique à 0.15 cg.	9e Jour	10e "	11e "	12e "	13e "	14e "	15e "	16e "	17e "	18e "	19e "	20e "	21e "	22e "	23e "	24e "	25e "	26e "	27e "	28e "	29e "	30e "	31e "	32e "	33e "	34e "	35e "	36e "

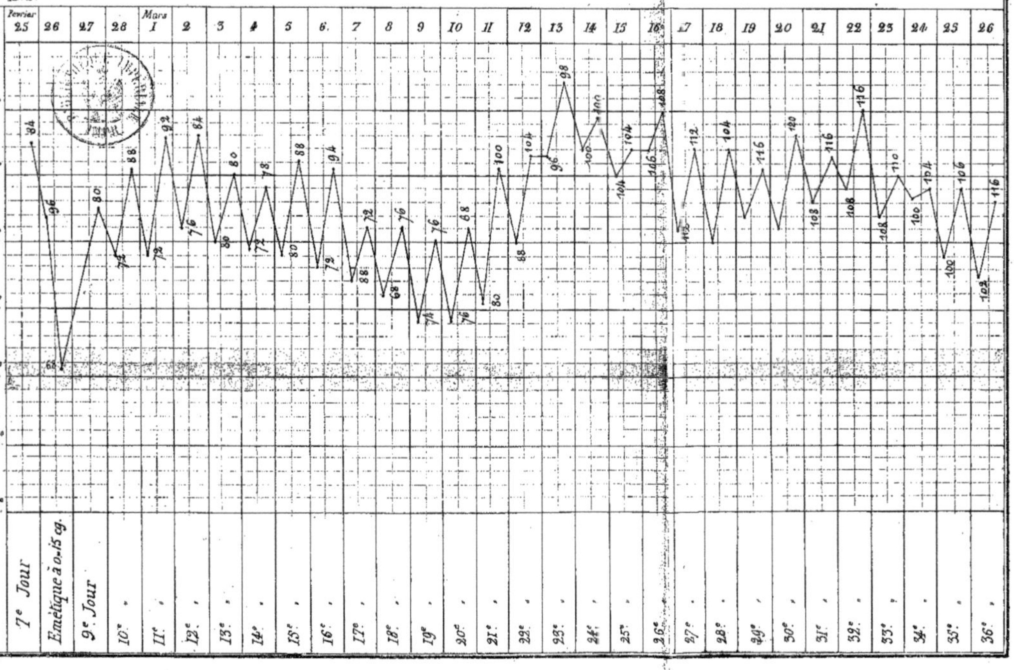

Salle St Charles N.º 17 = Observation VI.ᵉ
M S
Mai 3 4 5 6 7 8 9 10 II 12 13 14 15 16 17 18 19 20 21 22 23 24 25 26 27 28 29 30
1ᵉʳ Jour Émétique
5.ᵉ 6.ᵉ 7.ᵉ 8.ᵉ 9.ᵉ 10.ᵉ 11.ᵉ 12.ᵉ 13.ᵉ 14.ᵉ 15.ᵉ 16.ᵉ 17.ᵉ 18.ᵉ 19 20 21.ᵉ 22.ᵉ 23.ᵉ 24.ᵉ 25.ᵉ 26.ᵉ 27.ᵉ 28.ᵉ 29.ᵉ 30.ᵉ 31.ᵉ

e St Charles N?23. Observation VII.   Observation IX... Rhumatisme artic. aigu.

Mai 23	24	25	26	27	28	29.	30	31	Juin 1	Avril 8	9	10	11	12	13	14	15	16	17	18	19	20	21	23	24	25

8e Jour (?)	Emétique 15 cg.	10e Jour	11e .	12e .	13e .	14e .	15e .	16e .	17e .

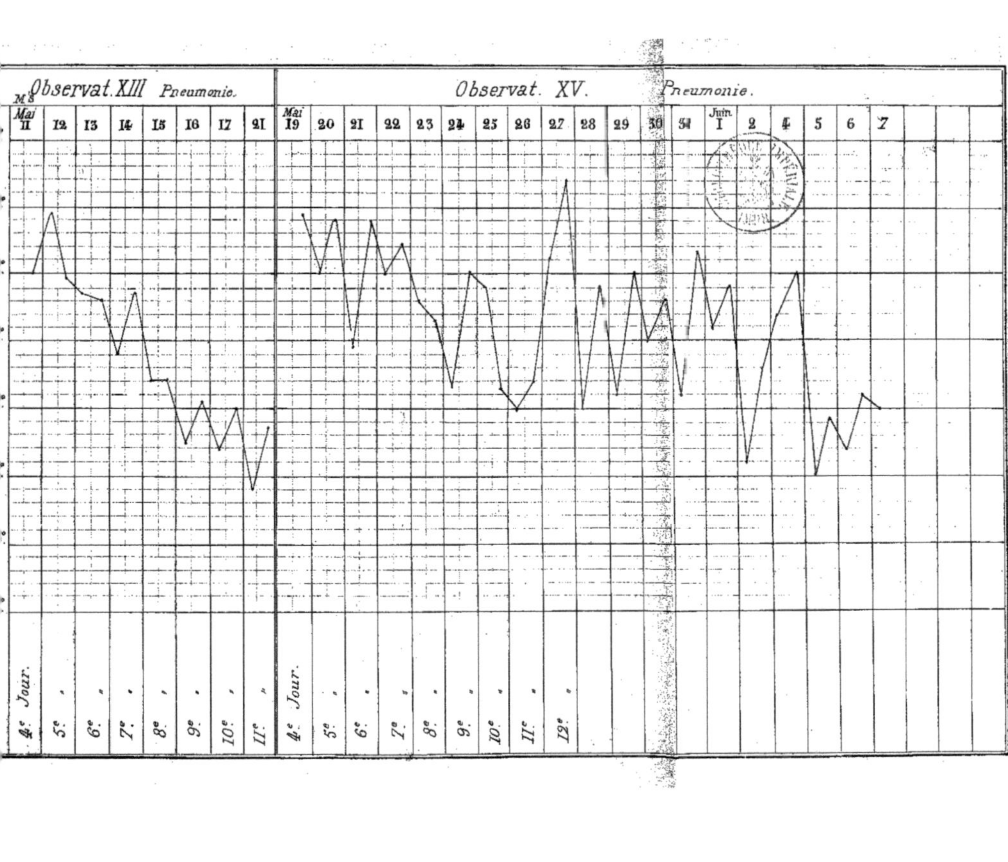

Observat. XIII Pneumonie.
Observat. XV. Pneumonie.
Mai 11 12 13 14 15 16 17 21
Mai 19 20 21 22 23 24 25 26 27 28 29 30 31 Juin 1 2 4 5 6 7
4.e Jour. 5.e 6.e 7.e 8.e 9.e 10.e 11.e
4.e Jour. 5.e 6.e 7.e 8.e 9.e 10.e 11.e 12.e

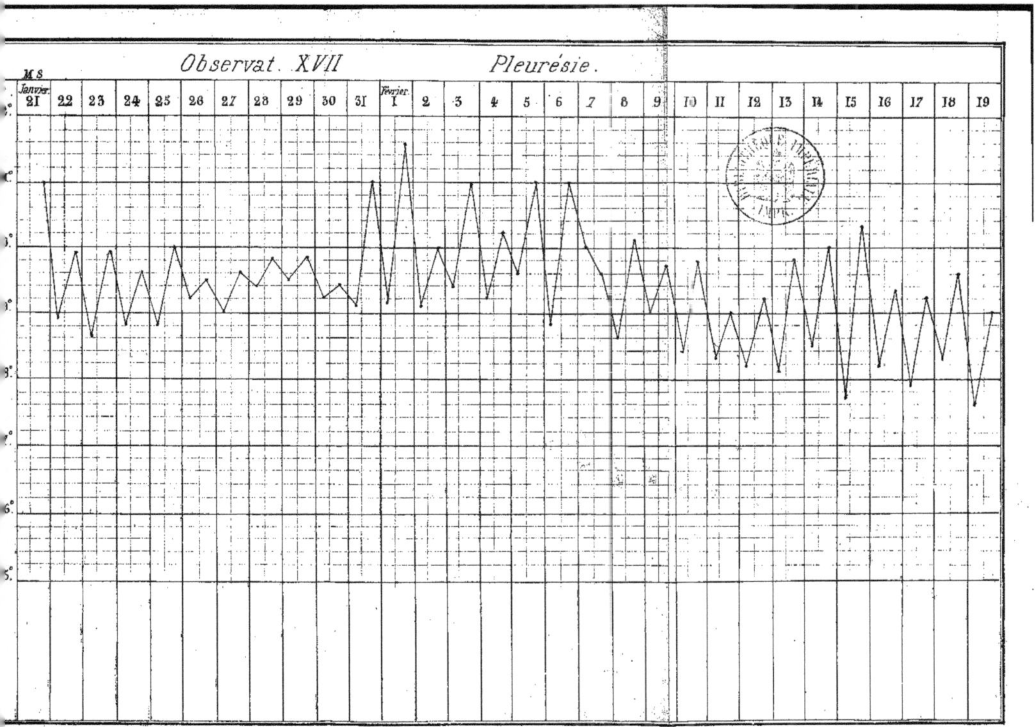

M S
Observat. XVII
Pleurésie.
Janvier
21 22 23 24 25 26 27 28 29 30 31 Février 1 2 3 4 5 6 7 8 9 10 11 12 13 14 15 16 17 18 19

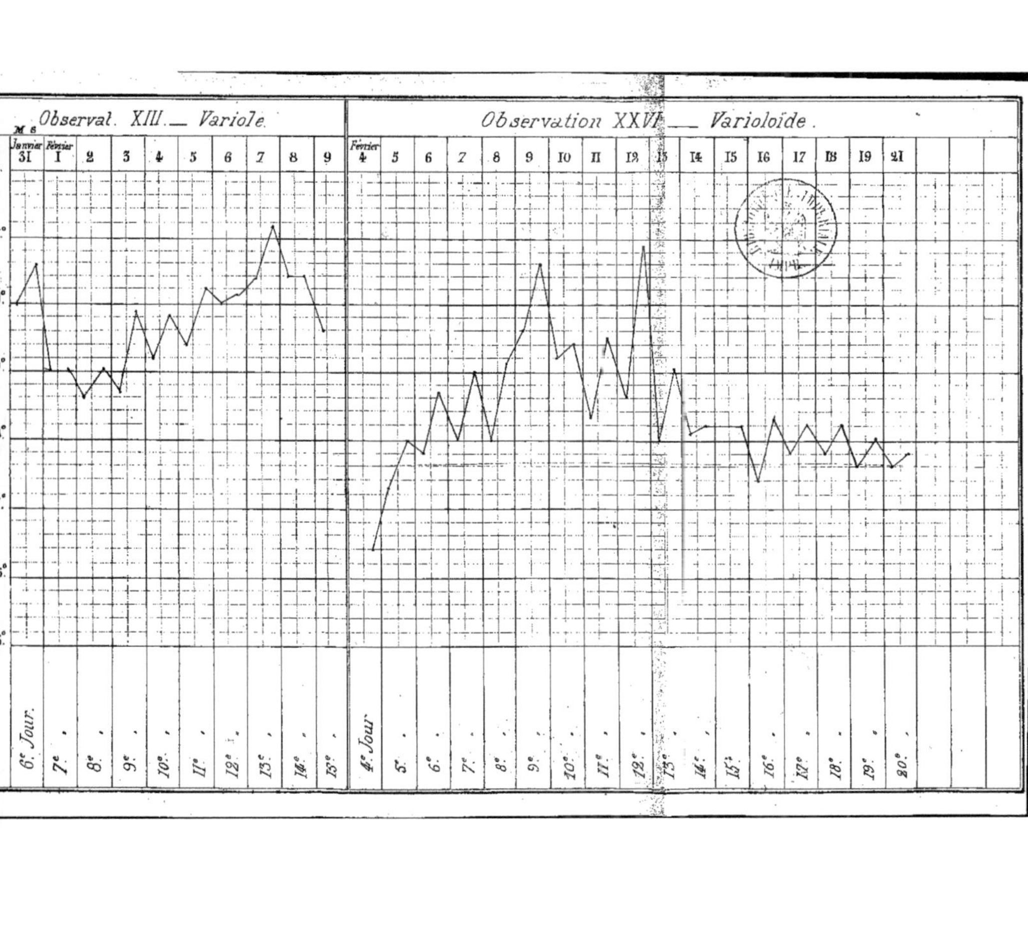

Observat. XIII. — Variole.
Observation XXVI. — Varioloïde.
Janvier Février
31 I 2 3 4 5 6 7 8 9
Février
4 5 6 7 8 9 10 11 12 13 14 15 16 17 18 19 21
6e Jour.
7e
8e
9e
10e
11e
12e
13e
14e
15e
4e Jour.
5e
6e
7e
8e
9e
10e
11e
12e
13e
14e
15e
16e
17e
18e
19e
20e

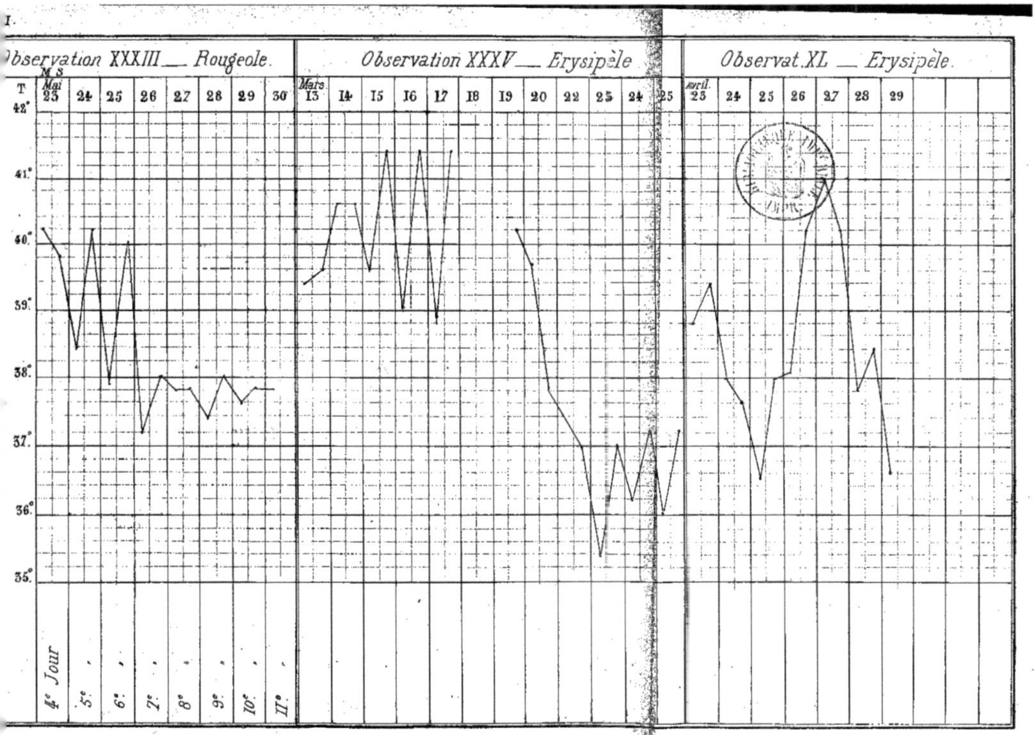

Observation XXXIII __ Rougeole. | Observation XXXV __ Erysipèle | Observat. XL __ Erysipèle.

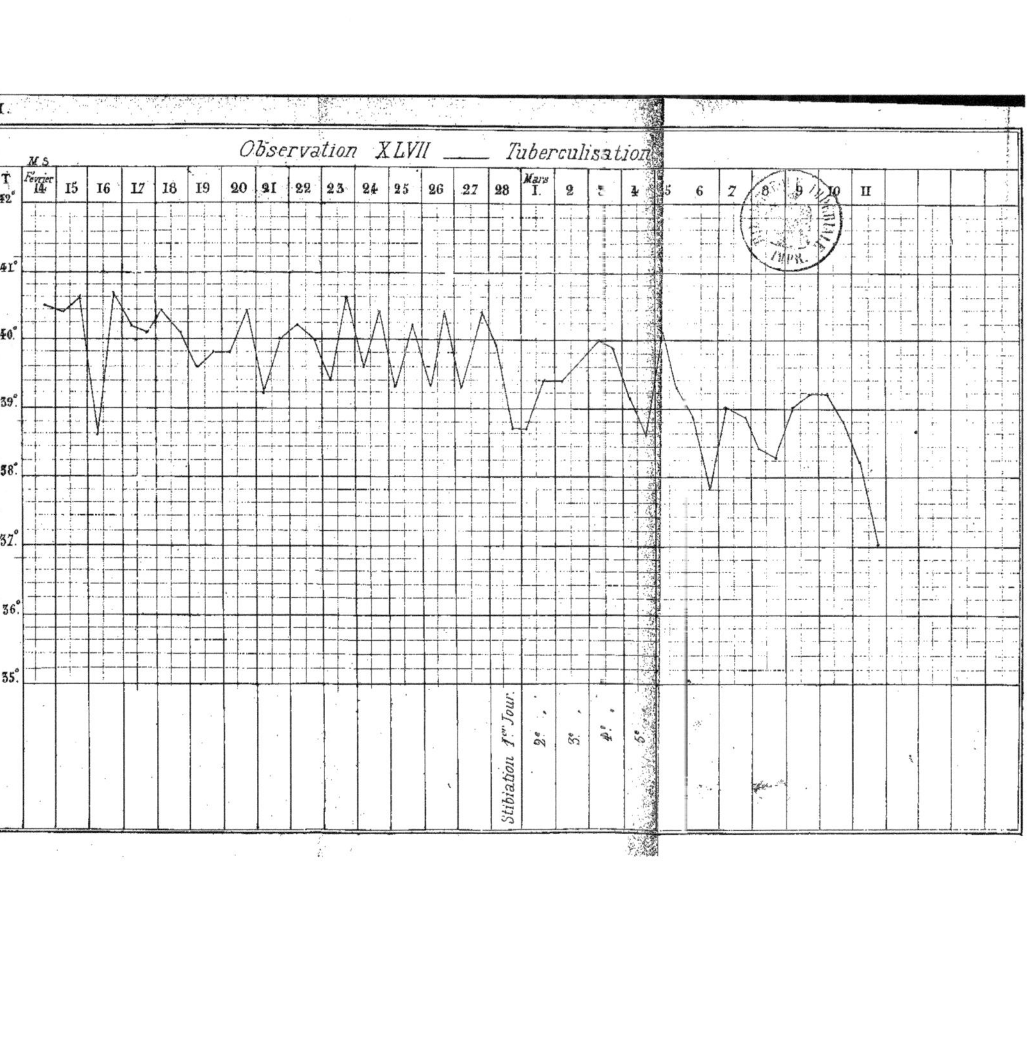
Observation XLVII ____ Tuberculisation
M.S
T
Février
42°
41°
40°
39°
38°
37°
36°
35°
14
15
16
17
18
19
20
21
22
23
24
25
26
27
28
Mars
1.
2
3
4
5
6
7
8
9
10
11
Stibiation 1er Jour
2e
3e
4e
5e

M S
Observation XLVIII ——— Tuberculisation.
T
42° 41° 40° 39° 38° 37° 36° 35°
Avril 4 5 6 7 8 9 10 11 12 13 14 15 16 17 18 19 20 21 22 23 24 25 26 27 28 29 30 Mai 1 2 3
Sébration à 30 c.g
2e Jour
3e
4e
Suspension
Sébration 5 c.j
6e
7e
8e
9e
Opium à dose progressive jusqu'à 10 c.g

Observat. L. ____ Tuberculisation.

M S
T
Mai
16 17 18 19 20 21 23 23 24 25 26 27 28 29 30 31 Juin I 2 3
42.°
41.°
40.°
39.°
38.°
37.°
36.°
35.°

Stibration.
2° 3 4 5 6 7 8 9 10 R dernier

Observat . LI . ——— Tuberculisation .

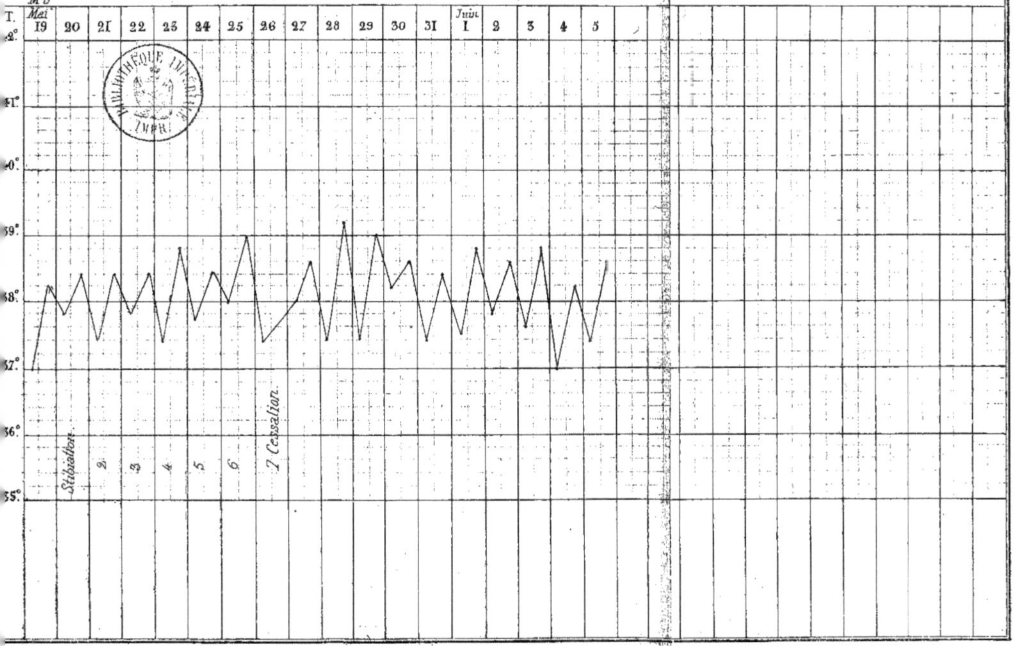

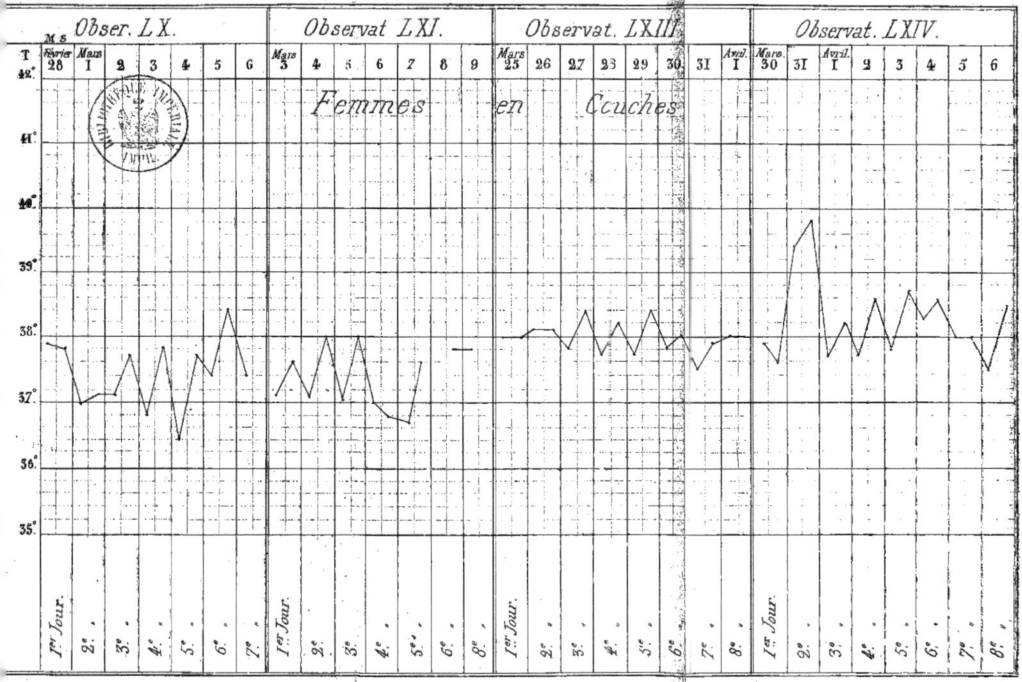

Obser. LX. Observat. LXI. Observat. LXIII Observat. LXIV.

M.S
T
42°

Février Mars
28 I 2 3 4 5 6

Mars
3 4 5 6 7 8 9

Mars
25 26 27 28 29 30 31

Avril
I

Mars.
30 31

Avril
I 2 3 4 5 6

41°

40°

39°

38°

37°

36°

35°

Femmes   en   Couches

1er Jour. 2e. 3e. 4e. 5e. 6e. 7e.
1er Jour. 2e. 3e. 4e. 5e. 6e. 8e.
1er Jour. 2e. 3e. 4e. 5e. 6e. 7e. 8e.
1er Jour. 2e. 3e. 4e. 5e. 6e. 7e. 8e.

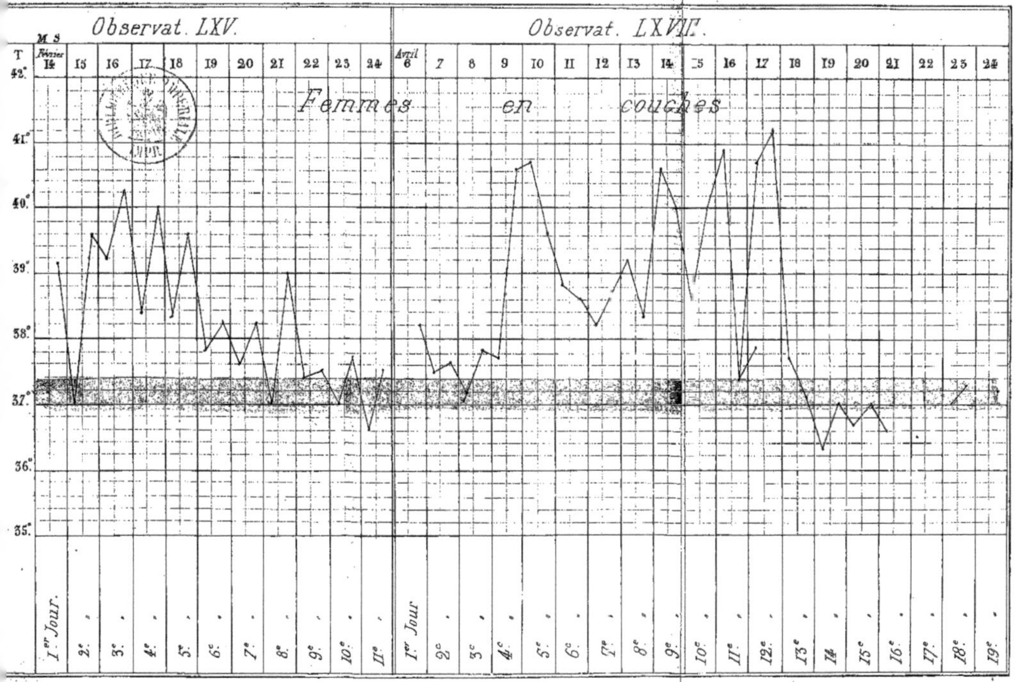

Observat. LXV.   Observat. LXVII.

Femmes en couches

T — 42° 41° 40° 39° 38° 37° 36° 35°

M S

Février 14 | 15 | 16 | 17 | 18 | 19 | 20 | 21 | 22 | 23 | 24 | Avril 6 | 7 | 8 | 9 | 10 | 11 | 12 | 13 | 14 | 15 | 16 | 17 | 18 | 19 | 20 | 21 | 22 | 23 | 24

1er Jour | 2e | 3e | 4e | 5e | 6e | 7e | 8e | 9e | 10e | 11e | 1er Jour | 2e | 3e | 4e | 5e | 6e | 7e | 8e | 9e | 10e | 11e | 12e | 13e | 14 | 15e | 16e | 17e | 18e | 19e

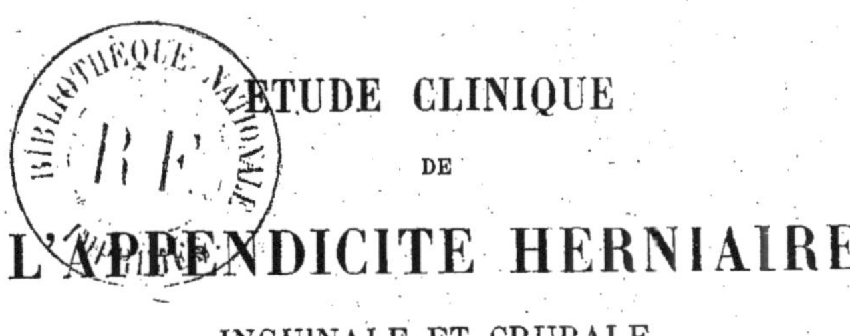

ÉTUDE CLINIQUE

DE

L'APPENDICITE HERNIAIRE

INGUINALE ET CRURALE

ÉTUDE CLINIQUE

DE

L'APPENDICITE HERNIAIRE

INGUINALE ET CRURALE

PAR

FRANCIS JACQUEMIN

DOCTEUR EN MÉDECINE
ANCIEN INTERNE DES HOPITAUX DE PARIS
ANCIEN MONITEUR DE TUBAGE ET TRACHÉOTOMIE
ASSISTANT DE LA FACULTÉ DE MÉDECINE

PARIS

G. JACQUES, ÉDITEUR

14, RUE HAUTEFEUILLE, 14

—

1905

EXTERNAT

M. le Professeur JACCOUD, Médecin des hôpitaux.
M. le Docteur MICHAUX, Chirurgien des hôpitaux.
M. le Docteur BRAULT, Médecin des hôpitaux.

INTERNAT PROVISOIRE

M. le Docteur MENETRIER, Médecin des hôpitaux, professeur agrégé.
M le Docteur OULMONT, médecin des hôpitaux.
M. le Docteur LE GENDRE, Médecin des hôpitaux.
M. le Docteur JEANSELME, Médecin des hôpitaux, professeur agrégé.

INTERNAT

M. le Docteur FLORAND, médecin des hôpitaux.
M. le Docteur LUCAS CHAMPIONNIÈRE, chirurgien des hôpitaux.
M. le Docteur MICHAUX, Chirurgien des hôpitaux.
M. le Docteur WALTHER, Chirurgien des hôpitaux, professeur agrégé.

MONITEUR DE TUBAGE ET TRACHÉOTOMIE

Service de M. le Docteur BARBIER, Médecin des hôpitaux

ASSISTANT DE LA FACULTÉ DE MÉDECINE

Clinique de M. le Docteur CASTEX, chargé de cours

MM. les Docteurs BELIN, médecin des hôpitaux. ROBINEAU, MICHON, chirurgiens des hôpitaux.

INTRODUCTION

Au mois de mars 1904 une malade entrait à l'hôpital Lariboisière avec les signes d'une épiploïte herniaire crurale droite, tumeur du volume d'une orange, dure, mate, irréductible, douloureuse. Pas de vomissements dans le service, constipation, mais persistance des gaz. Etat général bon, pouls un peu accéléré. En l'opérant, quelle ne fut pas notre surprise de trouver dans le sac le cœcum portant sur son côté l'appendice accolé, turgescent, pris dans une gangue d'adhérences inflammatoires. C'était une appendicite herniaire. Un an après nous avions l'occasion d'opérer, à la Pitié, un malade porteur d'une hernie inguinale partiellement irréductible, présentant quelques particularités cliniques dont l'importance nous échappa jusqu'au moment de l'opération. L'ouverture du sac nous montra l'appendice adhérent à la paroi et contenant une certaine quantité de mucopus. Le malade avait une appendicite chronique herniaire. Ces deux cas nous décidèrent à étudier l'inflammation de l'appendice dans les hernies.

La nature du rôle spécial que peut jouer l'appendice hernié enflammé ; la notion d'appendicite herniaire est de date toute récente ; elle remonte à peine à une quinzaine d'années. Nous n'en saurions prouver de preuve plus décisive que la déclaration de Jalaguier dans le « Traité de Chirurgie ». En 1888 il présenta au Congrès de Chirurgie sous la rubrique « hernie du cœcum » une observation « qu'aujourd'hui il intitulerait certainement appendicite herniaire ». Cependant la présence de l'appendice dans les hernies avait été notée depuis fort longtemps. Nous la trouvons mentionnée en 1785 dans le cours de pathologie de Hévin, professeur de chirurgie. « Du côté droit, écrit-il, outre

« l'iléon, la poche du cœcum et le commencement du côlon
« forment quelquefois cette hernie. Je me trouvais à l'ouver-
« ture d'un grand dépôt qui s'était fait par congestion à la
« partie supérieure et interne de la cuisse et qui s'étendait jus-
« qu'au-dessous de sa partie moyenne. Je fus très surpris de
« voir sortir une source putride dont l'odeur vraiment sterco-
« rale me fit soupçonner que quelque portion d'intestin s'était
« trouvée pincée sous l'arcade crurale et s'y était ouverte par
« mortification. Effectivement à l'ouverture du sujet qui périt
« très promptement, M. Marigue, chirurgien du malade, recon-
« nut que l'appendice vermiculaire du cœcum avait glissé sous
« l'arcade de Fallope auquel il était adhérent, qu'il s'y était
« percé et avait permis l'issue des sucs excrémenteux fluides
« dans les tissus graisseux pendant que les matières solides
« avaient continué de passer par l'anus ».

L'importance de l'appendice en pathologie abdominale était
alors complètement méconnue, et les travaux parus sur la
localisation herniaire de l'appendice ne sont que de simples
constatations de faits, à titre de curiosité anatomique. D'ailleurs jusqu'au milieu du siècle dernier les connaissances en
pathologie herniaire étaient rudimentaires ; les doctrines de
l'engouement et de la péritonite herniaire occupaient une
place prépondérante. Ce sont les travaux de Gosselin qui ont
montré que cette péritonite herniaire ne constituait nullement une individualité pathologique, mais était une affection secondaire, c'est-à-dire la conséquence de l'inflammation
d'un organe hernié, notamment l'intestin étranglé. Aussi
lorsque vers 1889, la notion d'appendicite se substitua aux
notions de typhlite et d'abcès péricœcaux, lorsqu'on se rendit
compte du rôle de l'appendice dans la genèse des inflamma-
tions abdominales, on fit immédiatement application de ces
données à l'appendice hernié ; l'étude rétrospective des observations de péritonite herniaire permit de reconstituer un certain nombre de cas d'appendicite herniaire.

Maintenant qu'on a séparé les cas d'inflammation de hernie
consécutive à l'étranglement pour les rattacher à leur véritable

cause, on peut dire que l'appendicite herniaire constitue actuellement, avec les hernies de la trompe enflammée et quelques faits disparates, le champ presque exclusif de la péritonite herniaire.

Dans notre travail, nous nous attacherons surtout à l'analyse attentive des observations parues depuis une quinzaine d'années. Non pas que, de parti pris, nous laissions de côté les observations antérieures ; elles nous fourniront de précieux renseignements au point de vue de la fréquence, du siège, du sexe, de l'évolution de l'appendicite herniaire quand il n'y a pas intervention chirurgicale. Nous nous bornerons, parmi les observations récentes à reproduire ou à analyser celles qui nous paraissent les plus caractéristiques ou qui offriront un fait particulier intéressant à noter. Les autres observations seront citées à la bibliographie. Les reproduire toutes constituerait une répétition inutile ; il suffit de se reporter à la thèse d'Osty, parue il y a cinq années, et qui est très bien documentée.

L'appendice sain, normal, se rencontre assez souvent dans les hernies et ne détermine pas d'accidents. Très rare dans les hernies ombilicales, on le trouve fréquemment dans les hernies crurales et surtout inguinales. Tantôt il est seul, tantôt il est accompagné d'autres organes : le cœcum sur lequel il s'insère, l'épiploon, une anse d'iléon.

Sur 53 cas de hernies de l'appendice vermiforme, Klein n'a rencontré *l'appendice seul* que dans 19 cas. Ce n'est pas l'opinion de Brieger, qui a trouvé une proportion plus considérable d'appendice hernié seul ; mais son opinion est controuvée par la majorité des auteurs.

Généralement libre dans le sac herniaire, il peut n'être revêtu qu'en partie par le péritoine ; dans les hernies congénitales il est quelquefois adhérent par son extrémité au testicule ou à l'épididyme.

Ces différentes dispositions anatomiques ont permis d'établir certaines divisions dans l'étude de l'appendicite herniaire.

L'appendice enflammé peut constituer à lui seul le contenu

du sac herniaire ; il est, comme dans l'abdomen, atteint de folliculite chronique ou de sclérose, ou bien turgescent, rouge, tuméfié, ou bien sphacélé, perforé, sectionné. Tous ces cas constituent *l'appendicite herniaire proprement dite.* Mais si avec l'appendice, on rencontre dans le sac d'autres organes, une partie du cœcum, accompagné ou non d'anses agglutinées et recouvertes de fausses membranes, on dit qu'il y a *appendicite en milieu herniaire.*

Ces deux formes ne sauraient être opposées ; leur description doit au contraire, être confondue, car au point de vue étiologique, clinique et thérapeutique, elles offrent les plus grandes ressemblances. Elles constituent deux aspects anatomiques d'une seule et même affection, *l'appendicite herniaire,* et nous ne saurions, comme Lévy de Nancy, borner l'étude de celle-ci à la première de ces deux formes.

Par contre il convient d'écarter résolument de notre sujet tous les faits « où l'appendice est prolabé avec le cœcum dans un sac de hernie étranglée, intact d'ailleurs ou ne présentant d'autres lésions que la congestion et l'œdème, qui résultent des désordres circulatoires communs à tout le contenu herniaire ». (Lejars, Chirurgie d'urgence). Ces faits rentrent dans le cadre de la hernie étranglée ; l'inflammation de l'appendice ne joue qu'un rôle accessoire dans l'évolution des phénomènes ; ces observations ne ressortissent pas directement au cadre de l'appendicite herniaire. Telle est l'observation inédite que notre collègue et ami Lecène a eu l'obligeance de nous communiquer.

Etranglement herniaire par demi-volvulus du cœcum et de l'appendice ; Appendice légèrement enflammé. — Opération. — Mort par œdème de la glotte consécutif à une parotidite.

(Observation inédite du Docteur Lecène).

G... Louis, âgé de 66 ans, employé de commerce, entre le 24 juillet 1904 dans le service de Monsieur le Professeur Terrier avec des accidents d'étranglement herniaire datant de 2 jours. C'est un homme obèse, pesant 120 kilog. ; emphysémateux, légèrement alcoolique. Depuis de longues années, il était porteur d'une volumineuse hernie inguinale droite. Cette dernière n'était que partiellement réductible et n'était contenue par aucun bandage.

Il y a 2 jours, le 22 juillet, douleurs au niveau de la hernie, vomissements, malaise très marqué, arrêt des matières et des gaz ; des purges et des lavements énergiques restent impuissants à provoquer une selle. Le malade se décide à entrer à l'hôpital au bout de 48 heures. A son entrée, on constate l'existence d'une hernie inguinale droite, du volume de deux poings, douloureuse à la pression, surtout au niveau du collet, tendue et sonore. Température normale, pouls à 100 Ce jour même le malade a vomi plusieurs fois, et affirme n'avoir pas eu de gaz depuis 48 heures.

L'opération immédiate est décidée et pratiquée à 8 heures du soir par M. Lecène. Chloroforme. Incision parallèle à la direction du canal inguinal. On tombe sur un sac contenant du liquide sanguinolent. Après ouverture de ce dernier on constate qu'il renferme le cœcum et l'appendice, qui ont subi autour de leur méso allongé une demi-torsion. Il n'y a pas d'étranglement par le collet du sac qui est fort large. Ce demi volvulus est détruit, l'appendice réséqué ; ce dernier est un peu rouge et vasculaire. Réduction du cœcum dans le ventre, résection de la plus grande partie du sac, et en même temps castration pour assurer une plus grande solidité à la paroi. Fermeture de la paroi par 2 plans musculo-aponévrotiques ; petit drain sous-cutané.

Pendant les 2 premiers jours, suites normales, T. 37°2, pouls à 80° ; selles abondantes le lendemain de l'opération. Le 3e jour la T. matinale est de 38°2, le pouls à 100 ; le malade se plaint de souffrir dans la région parotidienne gauche ; celle-ci est le siège d'une tuméfaction douloureuse. La pression sur la glande détermine la sortie d'une goutte de pus par le canal de Sténon. Le 4e jour T. 38°5 ; pouls à 110. La parotide gauche a doublé de volume, la peau est rouge, vineuse, et toute la région extrêmement douloureuse. Le 5e jour au matin, le malade est pris d'accidents asphyxiques, qui amènent la mort en quelques instants sans qu'on ait pu intervenir.

A l'autopsie on ne constate rien d'anormal du côté de la plaie ; la peau est déjà cicatrisée ainsi que les plans musculo-aponévrotiques. Pas de trace de péritonite. Par contre, dans la région périglottique existe un œdème considérable qui obstrue presque complètement l'orifice du larynx ; à gauche, parotidite suppurée diffuse sans pus collecté.

L'inflammation appendiculaire, légère d'ailleurs, n'a été ici que tout à fait secondaire à côté du phénomène important : l'étranglement herniaire par demi-volvulus du cœcum.

Nous n'avons donné cette observation que pour montrer qu'il convient d'écarter de notre sujet tous les cas où l'inflammation de l'appendice ne joue pas le rôle prédominant et se trouve masquée par l'évolution d'une lésion plus considérable.

*
* *

De même que l'appendicite abdominale, l'appendicite herniaire peut être chronique, légère, à répétition, s'accompagner de péritonite adhésive ou suppurée (péritonite herniaire) et même de péritonite généralisée. En raison de son siège spécial, elle se présente sous les apparences d'une hernie simple, réductible ou irréductible, d'une hernie à crises douloureuses, intermittentes, d'un phlegmon herniaire, d'une épiploïte ou d'une entérocèle étranglée ; mais c'est l'épiploïte herniaire qu'elle simule le plus volontiers. Nous nous attacherons surtout dans ce travail à signaler les particularités cliniques qui permettront de dépister sous ces différentes apparences l'inflammation appendiculaire.

Nous éliminons de parti pris l'historique, la pathogénie, l'anatomie pathologique et la thérapeutique, cette dernière merveilleusement exposée dans le Traité de chirurgie de Lejars. De plus, nous nous bornerons à l'appendicite herniaire crurale et inguinale, bien qu'on ait signalé des observations d'appendicite herniaire ombilicale ; ces dernières ne présentent aucun caractère clinique particulier et constituent des découvertes opératoires ou des trouvailles d'autopsie.

ETRANGLEMENT APPENDICULAIRE
ET APPENDICITE HERNIAIRE

Y a-t-il lieu dans notre travail de distinguer l'étranglement appendiculaire de l'appendicite herniaire ?

L'étranglement appendiculaire est constitué par la constriction brusque plus ou moins forte de l'appendice dans un trajet herniaire. Mais un appendice peut-il s'étrangler ? A quels signes reconnaîtra-t-on cet étranglement ?

Dans le « Lyon médical », *Pollosson* insiste sur ce fait que l'étranglement vrai est déterminé par l'orifice herniaire et n'est pas secondaire à la présence dans la cavité de l'appendice de corps étrangers ou de matières fécales. C'est la présence d'un sillon, d'une stricture qui permet d'affirmer l'étranglement.

Rivet, dans sa thèse, a d'ailleurs nettement établi les faits sur lesquels s'établit la théorie de l'étranglement — : « On a pu rencontrer, coïncidant avec des symptômes complets d'étranglement, l'appendice soit accompagné d'épiploon, soit absolument seul, présentant uniquement des phénomènes d'étranglement. On fut obligé de débrider le collet du sac et l'appendice mis en liberté présentait nettement à ce niveau un sillon d'étranglement typique. Une fois la réduction faite, la guérison survenait sans encombre ».

L'observation de *Guinard* (Presse médicale. 28 novembre 1896), semble constituer un cas typique d'étranglement.

« En examinant avec soin l'appendice, on constate qu'il présente une longueur exagérée de 15 centimètres. L'étranglement porte sur l'appendice seul ; c'est-à-dire qu'on peut voir, attenant à l'organe un méso graisseux qui allait du cœcum à l'extrémité libre de l'appendice, sans être enserré par l'anneau herniaire. Cela explique comment les vaisseaux étant respectés, il ne s'est pas produit de sphacèle du bout périphérique. Au niveau de l'agent d'étranglement, on voit sur l'appendice deux anneaux qui marquent la place où le canal appendiculaire était nettement oblitéré.

Enfin, au delà du point étranglé, l'appendice est dilaté et présente le volume et la forme d'une amande ».

Cette observation fut le point de départ d'une importante discussion à la Société de chirurgie. Michaux déclarait à ce moment que, trop souvent sans doute, l'étranglement appendiculaire avait été confondu dans les observations anciennes avec l'appendicite herniaire, comme cela avait eu lieu probablement dans les deux observations de Beaumetz (1859) et de Pick (Lancet 1880) rapportées dans la thèse de Mérigot de Treigny.

La grande difficulté consiste à expliquer comment l'appendicocèle peut s'étrangler. Les anneaux herniaires sont des anneaux fibreux, dépourvus de contractilité. La théorie de l'étranglement, qui s'applique si merveilleusement aux anses intestinales dans lesquelles cheminent des gaz et des matières, ne saurait en aucune façon être adaptée à l'appendice, organe inerte et sans fonction.

Différentes hypothèses ont été émises pour expliquer d'une façon plausible la possibilité de pareils étranglements.

Bouillet dans sa thèse les attribuait aux mouvements intestinaux qui peuvent couder brusquement l'appendice sur un anneau fibreux, comme le ligament de Gimbernat. *Vautrin*, dans un article de la Revue de gynécologie et chirurgie abdominale, ne croit pas à l'étranglement vrai de l'appendice, mais il invoque la coudure de l'appendice et la torsion de l'artère appendiculaire. « Il suffit, dit-il, d'une simple coudure dans le canal herniaire, d'une compression de l'anneau, d'une adhérence serrée, d'une torsion, pour intercepter l'apport sanguin et créer de toutes pièces l'appendicite ».

Ces explications sont incontestablement très ingénieuses ; mais elles ont le tort de constituer de simples vues de l'esprit et d'être dépourvues de toute base expérimentale ou anatomique sérieuse. Il semble bien à la vérité que dans certains cas très peu fréquents il y ait eu réellement étranglement de l'appendice. En particulier il convient de citer les cas d'incarcération rétrograde de l'appendice, dans lesquels ce dernier n'a glissé dans le sac herniaire que par sa partie moyenne infléchie en anse.

Dans les cas de Maydl, seul le bout libre resté dans le ventre était étranglé. Tels sont également les cas de Zarhadnicky, de Dominik Puporak, de Barbat. Dans l'observation de Puporak, après débridement de l'anneau on constate que la base de l'appendice était seule dans le sac, et que le sommet était dans le ventre étranglé par l'anneau.

Ces cas correspondent à une disposition anatomique exceptionnelle et permettent de comprendre l'étranglement de l'appendice, ce dernier s'engageant sous l'influence d'un effort violent dans un anneau fibreux, dans lequel il se trouve retenu. Mais il existe quelques autres observations où il semble bien qu'il y ait eu étranglement de l'appendice sans qu'on puisse s'expliquer le mécanisme de sa production.

En 1902, Mauclaire et Dambrin ont montré à la Société anatomique un cas où « il s'agit bien d'un étranglement de l'appendice et non d'une appendicite herniaire.

Cela est démontré par :

1) L'existence d'un sillon très net au point d'étranglement ;

2) La couleur et la tension du liquide contenu dans le sac ;

3) La coloration de la portion de l'appendice sous-jacente au rétrécissement qui rappelait absolument celle de l'intestin dans une hernie étranglée ;

4) L'examen microscopique ».

A ce sujet M. Morestin rappelle le cas de M. Guinard, que nous avons cité plus haut, et conclut que le cas actuel constitue une démonstration péremptoire de l'existence d'un étranglement appendiculaire, distinct de l'appendicite herniaire.

Tout récemment M. Legueu présentait à la Société de chirurgie, une observation, reproduite plus loin, où, disait-il « il y

avait bien réellement étranglement de l'appendice par le collet
du sac : l'étranglement portait sur la partie moyenne de
l'appendice. L'étranglement était caractérisé par un sillon
très net existant au niveau de l'étranglement et par la tuméfaction de la partie sous-jacente, alors que la partie supérieure
était absolument intacte. L'étranglement était même assez
serré, puisque l'épiploon avait déjà pris une coloration noirâtre très prononcée ».

M. Legueu a même été plus loin ; non seulement il affirme
la possibilité et l'existence de l'étranglement appendiculaire,
mais à propos de cette même observation, il soutient que l'appendice étranglé dans une hernie ne provoque pas les accidents
que donne son inflammation, et qu'il y a par conséquent une
différence entre l'étranglement de l'appendice et l'appendicite
herniaire : « Pendant les dix jours que cet étranglement a duré
ou au moins s'est complété avant l'opération, il n'a été constaté acun phénomène local ou général qui ait permis de penser
qu'il y avait dans cette hernie un segment quelconque même
diverticulaire de l'intestin. Il n'y avait ni fièvre, ni vomissements, ni altération du pouls. Et je pensais tout simplement
qu'il s'agissait d'une hernie crurale enflammée, irréductible
par inflammation et sans participation de l'intestin ».

Mais M. Demoulin dans la même séance signale un cas
identique au point de vue clinique et indépendant de tout
étranglement : « le cas intéressant, c'est la gangrène du sommet de l'appendice qui s'est faite sans symptômes graves
l'appendice n'était point étranglé, il vint facilement sous l'influence de tractions modérées que je fis, et qui amenèrent dans
la plaie son point d'insertion sur le cœcum.

Voilà donc deux observations analogues au point de vue
symptomatologique ; à l'opération on constate chaque fois une
gangrène localisée de l'appendice : dans la première elle semble
ressortir à un étranglement de l'appendice ; dans la deuxième,
ce dernier était manifestement libre. L'étranglement appendiculaire et l'appendicite herniaire se présentent sous une même
apparence clinique, sans qu'il soit possible de les différencier ;

il n'y a entre ces deux observations qu'une différence étiologique.

D'ailleurs, Le Duigou qui a fait tout récemment une thèse sur l'étranglement de l'appendice vermiculaire dans le canal crural, et qui en soutient non seulement la possibilité, mais la fréquence, affirme que les deux complications, appendicite herniaire et étranglement hernaire, ne sauraient être opposées.

Pour notre part, nous croyons que l'étranglement vrai, primitif, de l'appendice existe bien dans les cas d'incarcération rétrograde de l'organe, mais en somme, il ne s'agit là que d'une rareté. Dans la majorité des cas, étiquetés étranglement appendiculaire, il ne s'agit pas de cet étranglement vrai primitif, mais d'un étranglement secondaire, consécutif à l'inflammation de l'appendice:

« L'appendicite, dit Lévy, existe toujours, et c'est elle qui, toujours, est la cause de l'étranglement. C'est elle qui par la réaction inflammatoire qu'elle engendre autour d'elle, congestionne, boursoufle les tissus environnants. Les anneaux herniaires subissent le contre-coup de l'inflammation qui s'est propagée au sac ; ils se congestionnent et se tuméfient à leur tour ; l'appendice qui tout à l'heure pouvait encore s'engager librement à travers l'orifice que ces anneaux livrent au sac herniaire, se trouvera étranglé par ce bourrelet qui sera devenu plus volumineux. Le collet du sac s'épaissira également et deviendra aussi une cause d'étranglement ».

Il n'y a pas lieu de séparer l'étranglement appendiculaire de l'appendicite herniaire. Nous pouvons dire avec Berger, que sauf dans quelques cas rares, comme celui que Guinard a communiqué à la Société de chirurgie, il ne s'agit point d'étranglement véritable de l'appendice ; et si cet organe a été si souvent trouvé gangrené dans les cas de ce genre, sa mortification était due à un processus analogue à celui qui la détermine quand l'appendice occupe sa place habituelle dans le ventre.

Dans cette étude purement clinique, il doit être envisagé simplement comme une forme selon l'étiologie, de l'appendicite herniaire, un cas d'appendicite herniaire non compliqué de péritonite herniaire, au moins au début. En effet, l'atteinte inflammatoire du péritoine pourra se produire secondairement, et aux symptômes déjà existants, viendront alors s'ajouter les signes propres à la péritonite herniaire : augmentation brusque du volume de la tumeur, tension très marquée, dureté, etc.

Au point de vue clinique, il ne convient donc nullement de séparer l'étranglement appendiculaire de l'appendicite herniaire proprement dite. Il existe, sinon primitivement, du moins secondairement des lésions identiques ; — la cause seule diffère ; — la symptomatologie est identique.

ETIOLOGIE

L'appendicite herniaire est une affection assez rare. Toutes
les statistiques s'accordent pour signaler son maximum de fréquence chez *l'adulte* et surtout chez le *vieillard*. On peut en
trouver la raison dans la plus grande fréquence aux mêmes
époques des hernies appendiculaires :

Comment se répartit donc, suivant l'âge, la fréquence de
celle-ci ? Les 56 cas qui constituent la statistique de Rivet se
décomposent en effet de cette manière :

    1 enfant nouveau-né
    1   —   deux jours
    1   —   dix semaines
    3   —   au-dessous d'un an
    7   —   2 à 13 ans
    6 cas de 19 à 30 ans
    5 cas de 30 à 40 ans
  10   —   40 à 50 ans
  13   —   50 à 60 ans
    9   —   60 et au-dessus

La statistique de Sauvage comprend 29 cas et donne :

    1 cas au-dessus de 1 an
    1   —   de 6 ans
    2   —   10 à 20 ans
    3   —   30 à 40 ans
    4   —   40 à 50 ans
    7   —   50 à 60 ans
  11   —   60 à 70 ans

En réunissant ces 2 statistiques, Lévy conclut à la plus grande fréquence de la hernie appendiculaire dans l'âge mur et surtout dans la vieillesse.

20 cas de 50 à 60 ans

20 cas de 60 à 70 ans

Le Duigou, qui s'occupe exclusivement des hernies appendiculaires crurales, trouve également que la grande majorité des hernies de l'appendice s'observent de 50 à 70 ans.

Ces faits sont en rapport exact avec la fréquence de l'appendicite herniaire aux mêmes âges.

Lévy étudiant l'ensemble des *appendicites herniaires proprement dites* et ajoutant ses deux cas personnels à ceux de la thèse de Bariéty, fait observer que dans les deux tiers des observations on trouve l'appendicite herniaire chez les individus âgés de 55 à 72 ans, avec une prédominance marquée entre l'âge de 60 à 72 ans.

Notre statistique qui porte sur 77 cas d'*appendicite herniaire proprement dite* et d'*appendicite en milieu herniaire* confirme ces données. Nous trouvons en effet :

2 cas au-dessous de 1 an

6   —   de 1 à 3 ans

3   —   » 10 à 20 »

5   —   » 20 à 30 »

6   —   » 30 à 40 »

12   —   » 40 à 50 »

16   —   » 50 à 60 »

19   —   » 60 à 70 »

7   —   » 70 à 80 »

1   —   » 85 ans.

A ce sujet Lévy fait remarquer qu'il se passe dans l'appendicite herniaire l'opposé de ce qui se passe dans l'appendicite abdominale ; l'appendicite herniaire serait surtout l'apanage des vieillards ; l'appendicite abdominale se rencontrerait plutôt chez les jeunes gens.

Cette opposition, plus apparente que réelle, s'explique aisément si on songe d'une part à la plus grande fréquence des hernies appendiculaires ou cœco-appendiculaires à un âge avancé, et d'autre part aux conditions pathogéniques de l'appendicite. L'appendicite aiguë en effet n'est le plus souvent, comme l'ont montré Brun et Jalaguier, qu'un épisode de l'inflammation chronique de l'appendice. En position herniaire l'appendice s'enflamme peu à peu et devient le siège d'altéra tions qui constituent l'appendicite chronique. Rarement la production de la hernie concorde avec l'évolution de la crise appendiculaire ; c'est le plus souvent nombre d'années après l'apparition de la hernie que se développent les phénomènes inflammatoires qui exigent une intervention chirurgicale.

Cependant il ne faudrait pas conclure de ces faits à l'extrême rareté de l'appendicite herniaire dans l'enfance. Rivet déjà avait noté que le jeune âge a une influence manifeste sur les hernies du cœcum et de l'appendice et que ces hernies sont fréquentes au-dessous de 15 ans. Notre statistique nous montre que l'appendicite herniaire existe aussi dans l'enfance ; nous trouvons 9 cas d'appendicite herniaire au-dessous de 15 ans. Faut-il rappeler les deux cas que Témoin signalait tout récemment (1904) dans le *Journal de médecine interne* (2 enfants l'un de 8 mois et l'autre de 3 ans).

Il existe même des faits de hernie appendiculaire au moment de la naissance. Notre collègue Le Play a présenté en avril 1904 à la Société anatomique trois pièces de hernie appendiculaire congénitale, qui prouvent que cette dernière n'est pas d'une rareté exceptionnelle.

Dans le premier cas il s'agissait d'une hernie appendiculaire congénitale. — Enfant mâle entré à l'infirmerie de la Maternité un jour après sa naissance et mort le même jour. A l'autopsie, appendice inclus dans le canal inguinal droit, recourbé deux fois sur lui-même, étranglé en quelque sorte, car il faut exercer une certaine traction pour l'extraire ; d'ailleurs la portion herniée formait une masse d'un diamètre beaucoup plus large que la portion originelle de l'appendice formant pédicule.

Des les 2 cas suivants, il s'agit de deux jumeaux, hérédo-syphilitiques, entrés à la crèche de la Maternité neuf jours après leur naissance, et présentant tous deux une hernie inguinale droite, plus ou moins facilement réductible. A l'autopsie dans la partie supérieure du canal inguinal, l'appendice vermiculaire dans sa totalité, et le cul-de-sac cœcal.

*
* *

La fréquence relative de l'appendicite herniaire *dans les deux sexes* a été l'objet de multiples controverses. D'après Klein et d'après Brieger, la hernie appendiculaire se voit plus souvent chez l'homme que chez la femme. Notre statistique semble montrer qu'elle serait un peu moins rare dans le sexe masculin (45 cas hommes pour 32 femmes).

L'appendicite herniaire est un peu plus fréquente au niveau de l'*orifice inguinal* qu'au niveau du *canal crural*. Pour Berger, les hernies de l'appendice sont beaucoup plus rares à la région crurale qu'à la région inguinale (Soc. de Chirurgie, séance du 28 nov. 1900). Bariéty a rassemblé 18 observations d'appendicite herniaire ; il trouve 12 inguinales, dont 2 à gauche, et six hernies crurales.

Il est beaucoup plus intéressant de noter la fréquence respective des appendicites herniaires *inguinale et crurale suivant le sexe*. Le relevé des observations montre que l'appendicite inguinale est presque l'apanage exclusif de l'homme, l'appendicite crurale celui de la femme. Nous trouvons :

Chez l'homme, 41 inguinales, 4 crurales.

Chez la femme, 3 inguinales, 29 crurales.

L'appendicite herniaire peut se produire aussi *à gauche* ; Bariéty avait déjà signalé 2 appendicites inguinales gauches. Ces cas semblent particuliers à l'homme. Chez la femme on n'a signalé aucun cas d'appendicite herniaire gauche, ni inguinale, ni crurale. Chez l'homme la statistique donne 3 appendicites inguinales gauches, et une crurale gauche. Les 3 observations d'appendicite inguinale gauche sont celles de Herbett

(78), Schwarz, (98), Vautrin, (98). Les deux premières sont des observations d'appendicite en milieu herniaire. L'observation d'appendicite crurale gauche est de Romm (96).

Presque toujours il s'agissait de hernie ancienne, dont la production avait précédé de longtemps l'inflammation appendiculaire ; 9 fois seulement il semble que le début de l'appendicite ait été contemporain de l'apparition de la hernie.

SYMPTOMALOGIE

Berger a classé les appendicites herniaires en deux grands groupes différents par leur aspect clinique et leur gravité, suivant que l'appendice est seul hernié ou accompagné d'autres organes. Dans le 1ᵉʳ cas c'est un abcès stercoral sans grand retentissement sur les fonctions abdominales et sur l'état général ; dans le second cas, le plus fréquent, c'est la péritonite herniaire avec son évolution tumultueuse. Cette division suffit à la grande majorité des cas. Depuis Berger un certain nombre d'observations nouvelles ont été publiées. Leur étude nous a permis de constater que dans une hernie l'inflammation de l'appendice présente les mêmes formes cliniques que dans l'abdomen. Elle peut être chronique ou aiguë ; légère, à répétition, s'accompagner de péritonite adhésive ou suppurée (péritonite herniaire) même de péritonite généralisée.

En raison de son siège spécial, elle se présente sous les apparances :

D'une *épiploïte herniaire ;*
D'un *phlegmon herniaire* suivi quelquefois de *trajets fistuleux ;*
D'une *entérocèle étranglée ;*
D'une *hernie simple réductible ou irréductible :*
D'une *hernie à crises douloureuses intermittentes ;*

C'est à l'étude de ces différentes formes que nous nous attacherons en insistant sur les caractères cliniques qui permettent de dépister l'appendicite herniaire et de la différencier des affections qu'elle simule. Nous les décrirons successivement en commençant par les plus fréquentes et les plus importantes.

A propos de chacune de ces formes nous reproduirons ou analyserons les observations les plus typiques.

C'est l'épiploïte herniaire qui est la forme habituelle de l'appendicite herniaire; c'est sous cet aspect qu'on la rencontre dans les 2/3 des cas ; c'est par elle que nous commencerons notre description.

I. — FORME EPIPLOITE HERNIAIRE

Il s'agit d'un malade d'un âge avancé, atteint depuis long-temps d'une hernie qu'il maintient à l'aide d'un bandage.

De temps à autre, il éprouve à ce niveau des sensations pénibles, désagréables, auxquelles il n'attache qu'une importance relative. Quelquefois c'est sans cause apparente, lors de l'abandon momentané du bandage, que sa hernie devient douloureuse et irréductible ; fréquemment c'est à la suite d'un effort, d'un mouvement violent, qu'elle devient subitement le siège d'une douleur aiguë, augmente de volume en même temps que le malade éprouve un malaise général. Dès ce moment on trouve dans l'aine droite, au niveau du canal inguinal si c'est un homme, du canal crural si c'est une femme, une tumeur assez volumineuse, dure, tendue, très sensible à la pression, et irréductible. La peau est souple à ce niveau, conserve sa coloration normale, et donne parfois une sensation de chaleur. Les mouvements, la marche, augmentent la douleur, forcent le malade à incliner le tronc en avant puis à s'aliter. L'état général est satisfaisant : parfois quelques nausées. Cependant la tumeur a augmenté de volume pendant les heures qui suivent, et sa tension devient considérable.

A ce moment, le médecin constate les signes physiques d'une hernie étranglée. La palpation de la tumeur détermine une douleur diffuse, présentant parfois un maximum, rarement localisé au niveau du collet. Elle donne l'impression d'une dureté particulière. La percussion rend un son mat. La toux ne détermine pas d'impulsion, et les tentatives de taxis que l'on pratique à tort sont infructueuses. Les douleurs, très marquées, s'irradient peu en général. Le malade a le ventre souple, parfois un peu ballonné ; il éprouve quelques nausées, rarement des vomissements, ceux-ci peu abondants, alimentaires ou bilieux : fréquemment, le malade est constipé, mais non d'une façon absolue ; les gaz continuent à passer librement. L'état général n'est pas inquiétant ; le facies exprime la souffrance, le teint est subictérique. La température est voisine de la normale, le pouls légèrement accéléré. Cet état peut persister pendant quelques jours et même tout rentrer finalement dans l'ordre, mais le plus souvent les douleurs locales augmentent, le passage des matières se fait plus difficilement ; un ou deux vomissements surviennent qui décident le malade à l'intervention qu'il avait jusque-là refusée.

Telle est l'évolution habituelle de l'appendicite herniaire.

La plupart des observations semblent calquées les unes sur les autres.

S., âgé de 54 ans, porteur d'une vieille hernie inguinale droite, voit *sous l'influence d'un effort* sa tumeur devenir grosse comme deux poings d'adulte, irréductible et douloureuse. Pas de vomissements, pas d'arrêt des matières. Au bout de quelques jours un peu de ballonnement du ventre ; quelques vomissements. Opération. Guérison. (Pollosson. Thèse de Charnois. Lyon, 1894).

Julie A., 50 ans, porte depuis 9 ans une hernie crurale droite. A ce moment, surviennent des accidents d'étranglement, mais la hernie fut réduite sous chloroforme ; 9 ans après elle sort de nouveau et devient irréductible. Localement, tumeur petite, marronnée, douloureuse, non enflammée. Comme symptômes fonctionnels, peu de chose : pas de vomissements ni de paralysie intestinale complète. La malade rendait des gaz. Opération. Guérison. (Sauvage, thèse de Paris, 1894).

M. L.. 45 ans, a depuis 2 ans une hernie crurale droite, qui devient tout à coup irréductible. La malade se couche et dort bien. Pendant 4 jours cette femme continue son travail, quoique ressentant quelques douleurs, pas d'autres symptômes anormaux. 6 jours après, au moment de l'opération, la malade est dans l'état suivant : pas de signes généraux, température et pouls normaux, pas de vomissements, pas de ballonnement du ventre ; elle a eu une selle la veille et a rendu des gaz par l'anus. Localement pétite hernie crurale, du volume d'une noix, mate à la percussion, dure et douloureuse. Opération. Guérison. (Guinard, Soc. de Chirurgie 25 novembre 1896).

Mme M., âgée de 21 ans, porte depuis 2 ans une hernie crurale droite ; début par une douleur vive, soudaine qui augmente jus-qu'au jour de l'entrée. A ce moment, 2 jours après, on constate une tumeur dure, tendue, du volume d'un œuf de poule, très sen-sible et irréductible. Depuis 3 jours constipation, nausées, un peu d'abattement. Opération : Guérison. (Newbolt, British medical, 97, t. 1).

Une malade, âgée de 39 ans, voit sa hernie, qui date de 3 ans, devenir soudain douloureuse et irréductible. La malade se couche et la douleur se calme. Deux jours plus tard la malade peut se lever mais est obligée de s'aliter derechef au 5e jour. A ce moment on constate dans la région crurale droite une masse marronnée, irré-ductible, mate, douloureuse. Etat général excellent. Pas de fièvre. Pouls normal. Pas de nausées. Gaz, mais constipation; cependant une purgation à l'huile de ricin avait provoqué deux selles dures, peu abondantes au troisième jour de l'étranglement. Opération. Guérison. (Taillefer de Béziers. Soc. de Chirurgie, 1901.

Amanda B., âgée de 50 ans, porte depuis 10 ans une hernie crurale droite. Il y a 8 jours, la tumeur grossit, devint doulou-reuse et irréductible, sans occasionner de constipation ni de troubles digestifs. A son entrée à l'hôpital, tumeur ovoïde du volume d'un œuf de dinde. Matité qui n'est pas celle de l'épiplo-cèle ordinaire. Tension considérable. Peau un peu rouge. Pas d'inégalité de consistance dans cette tumeur, mais fluctuation qui s'étend à toute la masse. Irréductibilité. Opération. Guérison. (Sorel, thèse Denis. Paris 1904).

Une femme âgée de 50 ans porte dans la région crurale droite une petite tumeur dure et sensible à la pression, apparue depuis 3 jours. Il y avait eu seulement quelques envies de vomir, un peu de sensibilité du ventre, pas d'arrêt des gaz ni des matières fécales. Opération. Guérison. (Demoulin, 14 décembre 1904, Soc. de Chirurgie).

Ces quelques observations résumées montrent bien la phy-sionomie habituelle de l'appendicite herniaire. C'est la forme épiploïte herniaire.

Le *début* peut être insidieux ; généralement il est brusque : chez un vieux hernieux, apparaît soudain une douleur violente

dans l'aine en même temps que la hernie devient irréductible. Cependant l'apparition de la hernie peut coïncider avec
le début de la crise d'appendicite (cas de Demoulin). Dans
quelques observations, le malade signale des poussées douloureuses, antécédentes, qui paraissent avoir été des manifestations d'origine appendiculaire. Le malade de Gosset (observation citée plus loin) raconte qu'il était sujet à des crises
douloureuses de la fosse iliaque droite, qui l'obligeait à s'aliter. Il indiquait d'une façon assez précise, avec le doigt, un
point correspondant à peu près à celui de Mme Burney.

La *douleur* est remarquable par son intensité, localisée à
la tumeur, et continue.

Elle est très violente, constante. Son intensité a frappé tous
les observateurs (voir notamment, Thiéry, Potherat, Mauclaire et Dambrin). Lévy fait remarquer que sur cette douleur
continue peuvent se greffer des paroxysmes ; pour lui ce serait un
signe pathognomonique, permettant de diagnostiquer l'appendicite herniaire. Nous les retrouvons dans une observation de
Barbat, qui qualifie la douleur de spasmodique. La malade de
Lévy, avait remarqué qu'à un certain endroit de sa tuméfaction, les douleurs étaient plus fortes ; elle éprouvait à ce niveau des picotements très aigus, analogues à de fortes piqûres d'épingles. Les picotements n'étaient pas continus,
mais survenaient de temps en temps par paroxysmes et duraient à peine une minute.

D'après Osty cette douleur a un point maximum assez bien
limité, mais qui ne correspond pas toujours au pédicule ;
parfois on la trouve bien au-dessous, jusque vers le testicule.

D'après Honoré, ce qui différencie cette douleur de celle de
l'étranglement herniaire, que ce soit celui de l'intestin ou celui de l'épiploon, c'est qu'elle n'a pas de point maximum spécial et s'étend à toute la hernie, au lieu d'être localisée au
niveau du collet du sac. Le Duigou tout au contraire signale la
sensibilité toute particulière du pédicule à la pression dans
l'étranglement de l'appendice au niveau du canal crural.

Chez notre malade, nous n'avons pu déceler ce maximum

douloureux. Les auteurs sont en désaccord, et l'analyse des observations ne nous a pas permis de conclure au siège ni à la constance de ce caractère.

Cette *douleur s'irradie* peu en général. Honoré signale cependant des irradiations multiples vers l'ombilic, l'épigastre, le flanc droit et plus tardivement tout l'abdomen. Elles nous paraissent peu fréquentes ; dans quelques observations nous les notons vers la fosse iliaque droite, mais peu marquées. (Observation de Quénu, 1903). La malade de Barbat en présentait vers l'abdomen et vers la région lombaire. Sarfert, puis Jackle et Herbig ont insisté sur la propagation du côté de la cuisse et même à l'extrémité du membre inférieur.

Le *volume de la tuméfaction* est en général considérable. Pourtant Le Duigou, qui, il est vrai, a limité son étude au canal crural, signale le petit volume comme un caractère presque constant (presque toujours noix ou œuf de pigeon). Dans la plupart des observations, notamment dans les hernies inguinales, le volume de la masse paraît avoir frappé l'opérateur. Thiéry déclare que c'est une des plus volumineuses hernies étranglées qu'il ait vues dans la région inguinale. Dans notre observation le volume était celui d'une orange, dans celle de Bariéty celui du poing.

Lévy déclare qu'il y a lieu de faire ressortir cette considération en cas de hernie crurale, d'autant plus que celles-ci sont généralement petites, peu visibles, marronnées.

Lévy après Sarfert, Jackle, Herbig, insiste sur la rapidité avec laquelle se fait cette augmentation de volume de la tumeur. On retrouve en effet ce caractère dans les deux observations personnelles qu'il a publiées.

La *consistance* de ces tumeurs est en général assez dure ; elle est signalée dans presque toutes les observations et constituerait un signe qui permettrait de soupçonner l'appendicite herniaire. D'après Lévy ce serait une « dureté pierreuse ». Cependant dans plusieurs cas, on a pu percevoir la sensation de fluctuation ; Baillet (Soc. de chirurgie, 23 déc. 1903) signale même la faible tension de la tumeur.

Un dernier signe local, très rare, a été signalé par Sarfert ; c'est la *crépitation* à la palpation, phénomène probablement dû à de vieilles adhérences.

La *peau* est généralement normale, mais tendue ; il n'y a *pas d'œdème* de la région.

Les *symptômes abdominaux* sont fréquents, mais en général peu inquiétants et n'ayant nullement la gravité signalée dans l'étranglement intestinal.

Le malade présente un état nauséeux ; il a des éructations ; les *vomissements* ne sont pas constants, habituellement ils sont isolés, et n'ont pas le caractère incessant et précipité des vomissements d'obstruction intestinale. On les observe surtout au début des accidents ; ils disparaissent par la suite et laissent place à l'état nauséeux. Le plus souvent alimentaires ou muqueux, rarement bilieux, ils ne sont jamais fécaloïdes. Aussi sommes-nous fort surpris de l'affirmation d'Osty qui les envisage comme un réflexe sympathique et considère en eux « un phénomène constant, qui ne manque même pas dans les formes locales. Comme dans l'occlusion intestinale, ils sont d'abord alimentaires, puis bilieux, et en dernier lieu, fécaloïdes, mais il faut bien dire que ce dernier caractère est assez souvent absent. » (Osty).

Pour Lévy, les vomissements peuvent exister dans l'appendicite herniaire comme dans l'appendicite ordinaire, mais en général, ils sont rares. Il montre d'ailleurs que l'affirmation d'Osty est en grande partie contredite par les observations publiées à la fin de sa thèse ; personnellement il ne les a trouvés que dans 1/6 des cas.

La *suppression des matières*, est rarement absolue. Une constipation relative est fréquente. Le malade n'a qu'une selle en quelques jours ; ou ne vide son tube digestif que grâce à un purgatif ou à un lavement. En général, cettte constipation est beaucoup plus marquée dans les appendicites en milieu herniaire que dans les appendicites herniaires pures. Elle est notée dans presque toutes les observations. Cependant il convient de signaler celle de Mouillé, (Th. de Briançon, 96 97), dans laquelle « le malade, trois ou quatre jours après le début des accidents, se présente avec une forte fièvre, une diarrhée abondante ; les selles sont fréquentes et liquides, le toucher de la tumeur est le siège d'une vive douleur ». Mais ce fait est exceptionnel.

On n'a jamais signalé la *suppression des gaz*.

Le *ballonnement* du ventre est rare et peu marqué d'ordinaire. Le malade de Rochard (Soc. de Chir., 1904) avait bien le ventre ballonné, mais souple. Dans la plupart des observations ce symptôme n'existe pas ou est insignifiant. Osty le considère comme fréquent, ainsi que la douleur de la fosse iliaque.

Dans cette forme d'appendicite herniaire, la plus fréquente, l'*état général* du malade n'est pas touché ou l'est d'une façon très légère. La description d'Osty ne saurait nullement s'appliquer à la forme habituelle de l'appendicite herniaire (épiploïte herniaire). D'après cet auteur le facies serait péritonéal, traits tirés, yeux excavés, pouls filiforme, dépressible, respiration anxieuse, excrétion urinaire pénible ou absente, etc. — Assez souvent le malade est venu à pied à l'hôpital, ou bien a pu continuer un certain temps ses occupations. Faut-il rappeler les observations plus haut citées de Taillefer, de Guinard ? Ce ne sont pas d'ailleurs les accidents généraux qui le poussent à consulter, c'est la douleur et l'irréductibilité de sa hernie qui l'inquiètent. Il y a peu ou pas de température, jamais d'hypothermie. Le pouls est normal ou légèrement accéléré ; il est bien frappé, varie de 80 à 104. Pas de symptômes urinaires. Cependant, dans certains cas, on note un certain retentissement sur l'ensemble de l'organisme ; le facies est légèrement grippé, (observation de Lévy). Dans l'observation de Renaut (thèse Denis), le teint est subictérique, le pouls à 104 ; dans celle de Rivet (1894), le facies était grippé les yeux excavés, le pouls petit, rapide ; dans celle de Mauclaire et Dambrin, on note le facies un peu grippé, le pouls à 100. De même dans celle de Bariéty, reproduite plus loin. Mais en général ces phénomènes ne sont qu'ébauchés et n'offrent aucun caractère alarmant.

Appendicite aiguë en milieu herniaire. — Opération. — Guérison.

(Observation personnelle).

C... Marie, âgée de 29 ans, entre le 25 février 1904 salle Elisa
Roy. dans le service de mon chef M. le Docteur Michaux. Cette
femme portait depuis plusieurs années une hernie crurale droite
peu volumineuse, qui ne la gênait que médiocrement et n'était contenue par aucun bandage. Elle raconte que deux jours auparavant
elle a été prise d'une douleur brusque dans l'aine droite, qui l'a
forcée de s'aliter. En même temps, la hernie augmentait de volume,
devenait dure, tendue, et ne pouvait plus rentrer comme d'habitude. La malade a eu quelques nausées, un ou deux vomissements
alimentaires et bilieux. Constipation, mais persistance des gaz.
Léger mouvement fébrile, d'après les dires de la malade. A son
entrée, on constate dans la région crurale droite une masse assez
volumineuse (orange), dure, mate, tendue, irréductible, douloureuse à la pression dans toute son étendue. La peau est souple à ce
niveau et sans trace d'inflammation. Ballonnement du ventre peu
marqué ; pas de vomissements dans le service ; constipation, mais
persistance des gaz. Etat général assez bon. La T. est voisine de la
normale, le pouls très légèrement accéléré. En présence de ces
phénomènes, on porte le diagnostic d'épiploïte herniaire et on
décide de pratiquer l'opération le lendemain.

Opération le 26 février. — Incision de la peau et des plans sous-
cutanés. On tombe sur le sac qui renferme un liquide noirâtre,
sanguinolent. Après ouverture de ce dernier, on trouve le cœcum
rouge, congestionné, et portant sur son côté l'appendice, accolé,
turgescent, gros comme le petit doigt, pris dans une gangue d'adhérences inflammatoires. Après nettoyage, on attire la portion abdominale du cœcum dans la plaie et on constate qu'il n'existe aucun
sillon net d'étranglement. Le collet du sac aussi bien que l'anneun
crural permettent d'ailleurs l'introduction de 2 doigts. L'appendice est réséqué et le moignon enfoui sous un repli épiploïque.
Réduction en masse du cœcum ; dissection et résection du sac.
Fermeture de l'orifice herniaire par réunion de l'arcade au pectiné ;
on laisse cependant un petit drain abdominal pour plus de sûreté.

Les suites furent normales. La malade eut un ou deux vomissements qu'on put attribuer au chloroforme. Selles et gaz. Pas de

phénomènes généraux. Pas de fièvre. Le ventre est souple. Le surlendemain, on retire le petit drain abdominal et on le remplace
les deux jours suivants par un petit drain sous-cutané. Guérison.

Appendicite herniaire

Obs. de Lévy résumée. Archives provinciales de chirurgie. —
(Juillet 1903).

Femme de 63 ans, porte depuis 13 ans dans la région crurale
droite une petite tuméfaction de la grosseur d'une noix. Cette
grosseur provoquait à de rares intervalles des tiraillements qui
duraient quelques heures, et auxquels la malade ne prêtait aucune
attention.

Le 14 janvier en dînant, elle est prise de quintes de toux, et une
demi-heure après, éprouve des lancées au niveau de sa hernie ;
cette douleur quoique supportable l'empêche de dormir toute la
nuit. Le lendemain, tumeur plus volumineuse. Tentatives très
douloureuses de taxis.

La douleur était générale dans toute la tuméfaction, mais la
malade avait remarqué qu'à un certain endroit de cette grosseur,
les douleurs étaient plus fortes ; elle éprouvait à cet endroit des
picotements très aigus, analogues à de fortes piqûres d'épingle.
Ces picotements n'étaient pas continus, mais survenaient par paroxysmes durant à peine une minute. Etat nauséeux très marqué.
Le médecin dans l'impossibilité de réduire la tumeur envoie la
malade à Nancy.

Examen. — A la base du triangle de Scarpa, tumeur crurale
du volume d'un œuf de poule, située à droite, régulière, puriforme,
très dure. Peau lisse, normale. Irréductibilité totale de la hernie.

Selle la veille au soir, le jour même, gaz, aucun vomissement,
état nauséeux. Mais on est frappé par la tension et la dureté pierreuse de cette hernie « la palpation donnait en quelque sorte l'impression d'un caillou accolé à la partie supérieure de la cuisse » ;
à la percussion, matité complète.

L'état général inspirait quelques inquiétudes ; pouls normal,
mais facies grippé. Opération le lendemain du début des accidents. Grande quantité de liquide séreux dans le sac. Appendice
gros, tuméfié, congestionné, complètement incurvé avec concavité

tournée du côté de l'abdomen. Appendicite herniaire. Suites normales. Guérison.

Hernie de l'appendice. Corps étranger et appendicite.

(Séance du 15 juin 1898. Soc. de Chirurgie). Potherat.

Il s'agit d'un jeune homme de dix-huit ans, vigoureux, bien portant, entré dans mon service le 19 mai dernier, demandant à être opéré d'une hernie inguinale droite survenue dans les circonstances que voici :

Dès les premières années il avait présenté une hernie inguinale à droite et à gauche, pour lesquelles il avait porté un bandage jusqu'à quatorze ans. A quatorze ans, les hernies n'étant plus apparentes, le bandage est abandonné. Pendant quatre ans, tout va bien et le jeune homme se considère comme guéri. Mais, dans les derniers jours du mois d'avril dernier, voici que tout à coup, il est pris, dans la journée, au cours de son travail d'employé de -commerce, d'une *douleur très violente* à l'aine droite ; il peut à peine se tenir debout, et c'est avec les plus grandes difficultés qu'il rentre chez lui où il arrive pâle et défait. Il avait en même temps vu apparaître, là où siégeait la douleur, une boule qui diminua un peu par le repos du lit. Pendant ce repos la douleur s'atténuait, disparaissait même complètement, mais redoublait dès que le malade se levait et voulait marcher. En présence d'une pareille situation il comprit qu'il devait recourir à une opération chirurgicale.

Lorsque je l'examinai, je constatai à gauche, un anneau inguinal large, et une pointe légère de hernie facilement réductible. A droite, quand le malade est debout, on voit apparaître à l'orifice externe du canal inguinal, une boule grosse comme une noix, véritable bubonocèle, facilement réductible avec gargouillement laissant à sa place un orifice large, mais qui reste occupé par un cordon roulant sous le doigt, douloureux, distinct du cordon spermatique et qu'il est impossible de réduire. Je pensai qu'il s'agissait là d'une corde épiploïque adhérente.

Il n'en était rien. En effet, le sac ouvert je trouvai, non de l'épiploon, mais un long appendice vermiculaire, épais, charnu, très augmenté de volume, relié à un méso, également très épaissi, charnu, remontant dans le canal inguinal mais en même temps fixé par des adhérences inflammatoires à la partie postérieure du sac. Le plus haut possible je séparai l'appendice de son méso ; je liai et détachai chacun d'eux séparément; enfin j'achevai la dissection du sac, et la cure radicale, comme à l'ordinaire. A gauche, je me contentai de réparer le canal inguinal pour mettre obstacle à la hernie commençante. Les suites opératoires furent aussi simples qu'à l'ordinaire, et je n'ai aucun incident à signaler.

Telle est l'histoire clinique de mon malade ; il me semble que l'interprétation qu'il faut en tirer est aisée. Ce sujet était depuis sa jeunesse porteur d'une hernie facilement réductible, à droite et à gauche. A droite l'appendice s'engageait dans le sac herniaire, mais se réduisait facilement aussi. A quatorze ans, la situation est la même, mais l'intestin sort peu chez cet adolescent qui ne fait pas de travaux bien durs, il se croit guéri et pourtant, il est probable que l'appendice continue à sortir facilement et fréquemment à droite. Mais cet appendice est sain, le jeune homme ne souffre pas jusqu'au jour où l'appendice s'enflamme, donnant lieu comme toujours à une douleur très vive. La poussée aiguë est modérée; elle ne va pas jusqu'à la nécrobiose et à la perforation ; elle s'atténue par le repos et se transforme en une inflammation subaiguë, n'éveillant de douleur que dans les mouvements, c'est-à-dire quand l'appendice est tiraillé, mais provoquant l'épaississement des parois, du méso, des adhérences, avec le sac, en même temps que ces altérations de la muqueuse indiquées plus haut, et la sécrétion qui en fut la conséquence.

Hernie appendiculaire étranglée dans l'anneau crural.

MM. Mauclaire, chirurgien des hôpitaux, professeur agrégé à la Faculté, et Dambrin, interne des hôpitaux. Soc. anatomique. Juillet 1902.

Marie D., âgée de 48 ans, blanchisseuse, entrée à l'hôpital Laennec, salle Chasseignac, le 31 mai 1902.

La veille de son entrée, vers quatre heures de l'après-midi, cette femme éprouve une douleur violente dans l'aine droite, avec état nauséeux mais sans vomissements. Le lendemain, l'état s'aggrave légèrement, les douleurs augmentent d'intensité, la malade a une selle peu abondante. Un médecin appelé constate dans l'aine droite une tumeur irréductible, très douloureuse et envoie la malade à l'hôpital à 9 heures du soir. A l'examen, le ventre n'est pas météorisé, la palpation est peu douloureuse. Ontrouve une tumeur du volume d'une noix, siégeant dans la région crurale droite. Cette tumeur est très dure, irréductible, très douloureuse à la palpation ; à sa surface la peau est normale.

Le facies est un peu grippé ; pouls à 100, bon, température 37°. État nauséeux, mais pas de vomissements.

La malade raconte que de temps en temps, elle sentait dans l'aine droite, une sorte de « cordon » qui n'était nullement douloureux, mais pas de tumeur véritable.

Bien que la malade n'ait pas vomi, mais à cause de la douleur vive et de l'irréductibilité de la tumeur, on porte le diagnostic de hernie crurale étranglée.

Opération pratiquée à onze heures du soir. Chloroforme. Incision verticale de 8 centimètres de longueur, au point culminant de la tumeur. Après section de la peau et du tissu cellulo-graisseux, on tombe sur une tumeur violacée, grosse comme une châtaigne, que l'on isole jusqu'à sa base au niveau de l'anneau crural ; cette tumeur est bien située entièrement au-dessous de l'arcade crurale. Incision du sac avec beaucoup de précaution ; il s'écoule un jet de liquide brunâtre d'odeur forte qui jaillit sur l'opérateur, la tension du liquide semble donc très forte. On voit alors à l'intérieur du sac très mince, un organe ovoïde, gros comme une noisette, de couleur violacée, noirâtre par places. Sur la sonde cannelée introduite dans la partie interne de l'anneau crural, on sectionne l'agent d'étranglement (ligament de Gimbernat) ; alors on dégage et on tire au dehors cet organe : c'est l'appendice cœcal étranglé. Le sac est très friable, très mince, se déchire et il est impossible de l'isoler. Section de l'appendice à sa base, après ligature au catgut, on touche le moignon au thermocautère et on le fixe par un point de catgut passé dans le petit oblique à la manière d'un Barker. Nettoyage de la plaie. Suture de la peau. Drainage avec une mèche de gaze stérilisée. Pansement.

Le troisième jour, le pansement est défait, la mèche enlevée, pas de suppuration.

Le huitième jour, les fils sont enlevés ; réunion par première intention.

Hernie inguinale droite ancienne. Irréductible depuis trois mois. Tumeur inguinale, grosse, douloureuse. Aucun symptôme d'étranglement.

*Service du D*ʳ *Sorel. — In thèse Denis. Paris* 1904

Paul F..., âgé de 59 ans, entre dans le service le 25 février 1903. Il a eu une fièvre typhoïde à 18 ans et une fluxion de poitrine à 55 ans ; c'est un homme vigoureux et jouissant d'une bonne santé.

A 19 ans, il s'est produit une hernie inguinale droite ; le malade a toujours porté un bandage. Depuis trois à quatre mois sa hernie est devenue irréductible.

20 février 1904. — Il a ressenti l'après-midi une vive douleur dans le bas-ventre et a dû cesser son travail ; il a eu des nausées dans la soirée, mais sans vomissements ; il a rendu des gaz et même il a eu des selles.

Le Dr Gressin a fait trois tentatives vaines de taxis et nous l'adresse le 24 février. Le malade vient à pied à la consultation du Dr Sorel ; il ne se plaintplus de douleurs dans le ventre, ni de troubles digestifs. Dans le canal inguinal, il est porteur d'une tumeur allongée, descendant jusque dans les bourses, large de trois doigts : la tumeur mate n'est pas très tendue ; elle est irréductible et couverte d'une peau saine et mobile. Le malade ne présente aucun symptôme d'étranglement, il souffre seulement au niveau de sa hernie.

Les poumons sont sains, sauf quelques râles sibilants légers et disséminés. Les battements du cœur sont normaux. Les urines ne présentent ni sucre, ni albumine.

25. — Le malade entre dans le service et est préparé pour l'opération qui a lieu le lendemain.

26. — *Opération* sous le chloroforme ; la tumeur inguinale est incisée, le sac est très épais ; les parties entourant le sac sont infiltrées de sérosités dues aux tentatives de taxis. Le sac contient un peu de liquide. Pour le disséquer, le canal inguinal est fendu ; arrivé dans le ventre, nous trouvons là seulement du péritoine sain. Les tuniques du testicule sont également infiltrées de sérosités sanguines. Le contenu du sac est uniquement composé d'un appendice rouge, épais, tuméfié, long de 12 centimètres, large de trois centimètres et demi. Son insertion au cœcum est encore rouge et présente quelques adhérences ; mais ces lésions sont moins marquées qu'au niveau du sac.

Ligature à la base de l'appendice et résection de cet organe. Un drain est placé dans la plaie. Le canal est refait avec 6 crins, en 8 de chiffre, suturés à la peau ; quelques sutures sur les bourses. Les suites opératoires sont très simples.

10 mars. — Ablation du drain et des fils.

21 mars. — Le malade se lève.

24 mars. — Il sort guéri.

Gangrène de l'appendice hernié.

(Bleynie et Descazals). — *Limousin médical* (Juillet 1904).

Le 29 décembre 1902, je fus appelé en consultation auprès d'une malade de mon confrère et ami le Dʳ Pierre Bleynie que ce dernier avait vue la veille pour la première fois.

Rien de spécial ou d'intéressant à noter dans les antécédents de Mme O..., âgée de 55 ans.

Cette malade se plaignait d'avoir ressenti huit jours auparavant une douleur brusque au niveau de la partie inférieure droite de l'abdomen suivie bientôt de vomissements. Puis la douleur diminua peu à peu d'intensité, les vomissements se calmèrent et la malade put continuer à vaquer à ses occupations. Cependant il persistait dans la région de l'aine, du côté droit, une douleur peu intense, mais continuelle, qu'exagérait la station verticale, si bien que la malade marchait légèrement inclinée en avant.

Mais ce ne fut pas la douleur qui détermina la malade à consulter le Dʳ Bleynie, ce fut la présence d'une saillie apparue à la région douloureuse.

Lorsque nous examinons Mᵐᵉ O... huit jours après le début des accidents, l'état général était parfait, le pouls calme et normal, pas de vomissements, pas de ballonnement du ventre ; il y avait une selle et des gaz depuis le commencement de la maladie. La température était normale. Il existait à la région crurale une petite saillie allongée dans le sens transversal et située un peu au-dessous de l'arcade de Fallope. La peau, d'aspect normal glissait facilement sur cette petite tumeur que la palpation légèrement douloureuse révélait irréductible et bosselée. Les efforts de toux commandés à la malade ne modifiaient pas le volume de la partie saillante et on n'y percevait aucun phénomène d'impulsion.

L'idée d'une masse ganglionnaire ne nous arrêta pas longtemps à cause du début rapide et aussi parce qu'il n'existait aucune lésion pouvant expliquer une adénite. Restait donc la possibilité d'une hernie crurale dont le contenu ne pouvait être que de l'épiploon, le diagnostic expliquait en effet l'aspect bosselé de la tumeur, la persistance du bon état général, et l'absence de phénomènes d'obstruction. L'irréductibilité et le manque d'impulsion pendant l'effort ainsi que la douleur accrue pendant les derniers jours nous firent conclure à l'étranglement de la portion d'épiploon hernié. Ces considérations nous firent proposer une intervention qui fut acceptée et pratiquée le lendemain 30 décembre.

Après incision de la peau, je trouvai la masse principale, grosse comme une noisette entourée de tissu cellulaire œdématié et d'aspect inflammatoire, si bien que je revins à ce moment à notre première idée d'adénite. Malgré une dissection prudente, je ne pus trouver de sac et l'ouverture de la petite tumeur laissa échapper une très petite quantité de liquide louche entraînant quelques parcelles de tissus nécrosés. En voulant enlever un débris sphacélé et plus volumineux que les autres, j'attirai au dehors un cordon lisse qu'un examen attentif me montre être l'appendice. Son extrémité seule était atteinte, le reste était absolument sain jusqu'à l'insertion du cœcum. Ce ne fut, du reste qu'en débridant l'arcade crurale que je pus atteindre le cœcum ; car l'orifice par lequel sortait l'appendice était extrêmement petit, au point que je me suis demandé depuis s'il s'agissait bien du canal crural et non pas d'un orifice spécial creusé au travers de l'arcade.

Je réséquai l'appendice au ras du cœcum, refermai l'orifice et suturai la peau sans drainer après un nettoyage minutieux de l'espèce de coque ou était enfermée l'extrémité libre de l'appendice. Les suites opératoires furent des plus simples et la malade guérit sans incident.

Etranglement de l'appendice dans une hernie crurale.

(*Legueu*). *Société de chirurgie*, 20 décembre 1904.

Mme T..., blanchisseuse, cinquante-trois ans, entre le 21 mars 1904 à l'hospice de Bicêtre, salle Després.

Mariée à 24 ans, elle a eu quatre enfants dont un seul actuellement vivant (celui-ci vient d'être opéré d'adénite bacillaire au cou, par M Legueu).

Depuis le début de l'hiver, la malade tousse et présente des deux côtés des signes de bronchite, avec prédominance, au niveau du sommet droit.

Le mardi, 15 mars, en lavant du linge, elle est prise d'une quinte de toux et de coliques qu'elle attribue à un effort. Ayant fini son travail, elle s'aperçoit qu'elle a une grosseur dans la région inguinale droite, grosseur qui n'y était pas auparavant.

Le lundi suivant (21 mars), continuant à souffrir, la malade sur le conseil de son médecin entre à l'hôpital.

La malade, examinée à son entrée, présente, au niveau de la base du triangle de Scarpa, une tumeur arrondie, du volume d'un œuf de pigeon : elle est très certainement sous-jacente à l'arcade crurale, et correspond à la partie interne de l'artère. Cette tuméfaction est dure, mate à la percussion, douloureuse à la pression et irréductible. Il n'y a ni vomissements, ni accidents aigus d'étranglement.

La malade est opérée le 25 mars 1904. Chloroformisation.

Incision classique de la hernie crurale. Découverte, libération

Jacquemin

et ouverture du sac herniaire qui contient l'appendice ainsi que
des franges épiploïques périappendiculaires. L'appendice présente
un étranglement net, produit par le collet du sac et qui persiste
après section de l'arcade de Fallope et abaissement en masse de
toute la hernie. Les franges épiploïques périappendiculaires étranglées sont noires, sur une hauteur de 3 centimètres.

L'appendice libéré, est lié, sectionné et réduit, ainsi que l'épiploon dont la portion douteuse est réséquée sous ligature.

Le sac herniaire, lié et excisé, on reconstitue la paroi, en rapprochant l'aponévrose du pectiné du ligament de Poupart avec des
crins de Florence. Les plans antérieurs sont également suturés
au crin.

Les suites opératoires furent excellentes. On enleva les fils au
dixième jour et la malade sortit le 17 avril absolument guérie.

L'appendice, en amont de son point étranglé, ne présentait pas
de lésions manifestes bien qu'il y eut « cavité close ».

**Hernie de l'appendice vermiforme avec épiplocèle étranglée. —
Résection de l'appendice. — Guérison.**

(Sauvage). — *Thèse de Paris*, 1894.

Il s'agit d'une femme de 70 ans, porteuse d'une hernie crurale
datant de longtemps et irréductible depuis cinq jours. On note de
la constipation, de violentes douleurs abdominales, mais pas d'occlusion vraie ; la malade rend des gaz en assez grande quantité et
n'a pas de vomissements. Le ventre est ballonné, et il existe du
hoquet depuis deux jours. On obtient une selle sous l'influence
d'un lavement.

A l'examen on constate que la tumeur est tendue, douloureuse à
la pression et du volume d'un œuf avec corde épiploïque également douloureuse au-dessus de l'arcade (1er décembre). M. Walther pense se trouver en présence d'une épiplocèle crurale enflammée avec péritonite herniaire.

Le lendemain, ce chirurgien se décide à intervenir. Après avoir
pratiqué une injection de solution de cocaïne au 100e, il fait une
incision verticale couche par couche de la tumeur et arrive jusqu'au sac qu'il trouve recouvert de plusieurs couches cellulo-grais-
seuses.

L'ouverture du sac laisse échapper un peu de liquide louche,
sanguinolent, et au centre du sac, M. Walther trouve une masse
d'épiploon violacée, noirâtre, présentant des adhérences récentes,
à la paroi du sac qui est rouge, dépoli en pleine péritonite. Après

ligature et résection de l'épiploon au-dessus du point étranglé, apparaît un organe sortant par la partie interne de l'anneau allongé, rouge violacé, à surface séreuse dépolie. Cet organe, libre de toute adhérence au sac, est formé de deux cylindres accolés représentant une petite anse intestinale complète. Le cylindre interne est nettement cylindrique et fluctuant ; le cylindre externe est épais, dur et aplati. En tirant doucement sur cet organe et en le dégageant au-dessus du point étranglé on reconnaît que le cylindre interne n'est autre chose que l'appendice vermiculaire, et que le cylindre externe qui lui est intimement adhérent sur toute sa longueur est constitué par de la graisse contenue dans un repli péritonéal qui est le vestige d'un méso-appendice.

Pour éviter la réduction complète, à cause de la péritonite herniaire très intense, M. Walther fait une ligature et réseque l'organe au-dessus du point étranglé ; il le fixe ensuite au niveau de l'anneau crural. La cavité est laissée largement ouverte et tamponnée de gaze iodoformée. Deux points de suture sont seulement placés aux deux extrémités de la plaie cutanée. Tous les phénomènes douloureux disparaissent, la poche se comble rapidement et le 26 décembre, soit 25 jours après, la cicatrisation est complète.

Appendicite herniaire inguinale droite

Observation de M. le Dr Gosset. In thèse Honoré. Paris 1903.

A. S..., âgé de 60 ans, de nationalité russe, profession de commerçant, entre dans le service de M. le Pr Terrier le 11 mai 1903. Cet homme paraît robuste malgré un léger degré de sclérose de ses artères et un peu d'éthylisme dont le malade fait d'ailleurs lui-même les aveux.

Dans ses antécédents héréditaires rien de pathologique ; son père est mort à un âge très avancé et sa mère actuellement a dépassé la centaine.

Comme antécédents personnels, des hémorroïdes opérées à Varsovie, il y a huit ans déjà. Rien autre jusqu'en 1900.

Il y a trois ans cet homme jusque-là de santé parfaite ressentit pour la première fois une douleur dans la fosse iliaque droite. Cette douleur survenait par crises, mais ne disparaissait pas complètement. Le malade nous raconte que pendant ces crises il était obligé de s'asseoir et de s'aliter même. Interrogé sur l'endroit exact ou siégeait le maximum de la douleur, A. S... nous fait remarquer que ce point est assez précis et du doigt nous montre une région correspondant à peu près au milieu d'une ligne qui réunirait l'épine iliaque antéro-supérieure à l'ombilic. De là cette douleur, au moment des crises s'irradiait dans tout l'abdomen, mais principalement dans la région lombaire droite. Pas de nausées, température normale.

Malgré la grande difficulté que nous avons eu dans l'interrogatoire de ce malade qui ne parle et ne comprend pas le français, nous avons supposé qu'il s'agissait là de poussées d'appendicite, de légères coliques appendiculaires, beaucoup de symptômes en faveur de coliques néphrétiques ou de coliques hépatiques étant absents. Néanmoins, c'est là une hypothèse que nous formons sous toute réserve.

En 1901, le malade, à la suite de circonstances qu'il n'a pas pu nous préciser fait une hernie inguinale droite. Cette hernie rentrait très bien, trop bien peut-être, puisqu'un médecin que consulta A. S... à ce moment ne put parvenir à reconnaître la hernie. Le malade nous fait remarquer néanmoins que la douleur dans la fosse iliaque persistait toujours.

En 1902 le médecin de la famille est consulté par A. S... et reconnaît que cet homme est porteur d'une hernie inguinale droite réductible. Le praticien conseille une opération, faisant entrevoir au malade les dangers d'une hernie qui n'était pas maintenue. A. S... ne tient pas compte des conseils de son médecin et les choses en restent là jusqu'au 6 mars 1903.

Le malade légèrement enclin à la coprostase par suite de la profession sédentaire qu'il exerce est totalement constipé depuis quelques jours et ne va à la garde-robe que grâce à une cuillerée d'huile de ricin qu'il prend chaque matin. De plus le 7 mars sa hernie qui était toujours rentrée facilement devient douloureuse et irréductible.

Le 9 mars l'état général du malade n'est pas très satisfaisant; il sent un malaise vague, il a le facies légèrement grippé le teint jaunâtre. La température est normale.

Cet état persiste jusqu'au 10 mars. En présence de cette hernie douloureuse et irréductible, de cette constipation, quoique non absolue, puisque le malade va encore à la selle au moyen de purgatifs, le médecin traitant envoie son client à l'hôpital de la Pitié.

A. S... entre dans le service de M. le Professeur Terrier le 11 mars à 10 heures du matin : on l'examine et on fait les constatations suivantes :

A la palpation, on sent dans la région inguinale droite, une tumeur distincte du testicule qui se continue profondément dans le canal inguinal par un pédicule du volume du pouce. Ce pédicule est dur et douloureux. La tumeur ne rentre pas.

A la percussion on note de la matité : mais en percutant on provoque une douleur assez vive sur toute l'étendue du sac.

L'état général n'est pas très mauvais, la température est normale, le pouls est à 104.

On porte le diagnostic de hernie épiploïque droite irréductible et on décide une intervention immédiate.

Le malade est opéré par M. le Dr Gosset.

On fait une incision pour une cure radicale de hernie inguinale droite ; on arrive sur le sac et on l'ouvre. Immédiatement, du gros intestin apparaît comme contenu dans son intérieur. En y portant le doigt, on reconnaît d'une part le cœcum qui paraît gros et allongé et au-dessous une masse très indurée du volume d'un petit œuf de poule. Il s'échappe du sac environ une centaine de grammes d'un liquide citrin.

On énuclée au dehors le cœcum qui ne porte aucune trace d'étranglement et la masse indurée qu'on reconnaît être une appendicite plastique à première vue ; il ne paraît pas aussi y avoir de pus ni d'abcès collectés à son intérieur.

On résèque l'appendice. Deux fils sont nécessaires pour faire la ligature du méso qui est très induré et œdématié. On fait une collerette séro-musculeuse, une ligature sur le tube muqueux. Puis enfouissement du moignon appendiculaire et du méso.

On fait la résection partielle et la suture du sac. On le réduit dans le ventre et on laisse un orifice destiné à recevoir un drain qui atteint la fosse iliaque.

Dans la matinée le malade vomit. On lui fait une injection de deux litres de sérum artificiel. Le soir, nouvelle injection de 1.000 grammes de sérum et 4 injections dont deux d'éther et deux de caféine. Le malade urine seul. Température 37°2. Pouls 88.

13 mars. — Le malade a rendu des gaz et a eu deux selles. Injection de 2.000 gr. de sérum, deux injections d'éther et de caféine le matin. Deux injections de caféine le soir. T. 38 2. Pouls 108.

14 mars. — Selle et gaz. 500 grammes de sérum. Du 15 au 19 mars la température oscille autour de 37°, l'état général est bon.

19 mars. — Ablation des fils profonds. T. 37°.

20 mars. — Le malade jusque là à la diète lactée commence à s'alimenter.

21 mars. — Ablation des fils superficiels. T. 36°6.

23 mars. — On enlève le drain.

On fait des pansements jusqu'au 8 avril et le malade quitte l'hôpital ce jour-là complètement remis. On fait seulement porter une ceinture abdominale avec pelote rectangulaire destinée à protéger la cicatrice.

Nous avons revu notre malade le 9 mai. La santé est parfaite.

Hernie inguinale droite de l'appendice seul. Appendicite. Opération Guérison.

Communication de M. Thiéry à la Soc. Anatomique, juillet 1892.

Z..., sujet russe, propriétaire de restaurant, âgé de 58 ans, entre à l'Hôtel-Dieu, service de M. le Professeur Verneuil, le 17 avril 1892.

Rien à relever dans ses antécédents héréditaires ou personnels.

Il y a 8 mois il remarque dans la région inguinale droite l'apparition d'une petite tumeur dure qu'il prend d'abord pour un ganglion. Elle est indolente, réductible, dit-il, à ce moment. On lui conseille le port d'un bandage.

Il y a trois jours il est réveillé brusquement la nuit et se lève en toute hâte sans prendre la précaution d'appliquer son bandage. Immédiatement douleur poignante dans toute la région inguinale, apparue au moment où il sautait du lit ; la tumeur de l'aine devint douloureuse ; une compression énergique fait disparaître la tumeur, mais au moment où le malade va à la selle elle apparaît de nouveau et reste cette fois irréductible. Un médecin appelé prescrit des bains, tente un léger taxis. Les vomissements, les nausées surviennent et après avoir appelé un chirurgien en consultation, on décide d'envoyer le malade à l'hôpital où je le vois aussitôt.

Pas d'algidité, assez bon état général, mais éructations fréquentes ; cependant il a été à la selle encore hier, dit-il, et peu avant d'entrer à l'hôpital il a rendu des gaz.

Dans l'aine droite tumeur du volume du poing, dure, tendue, douloureuse, chaude et enflammée ; c'est une des plus volumineuses hernies étranglées que j'aie vues dans cette région. La question du *quid agendum* se présentait et ne laissait pas d'être quelque peu délicate en présence de ces signes d'obstruction subaiguë avec persistance du cours des matières. D'autre part, quel pouvait être le contenu d'une hernie aussi volumineuse, si ce n'était l'intestin et comment expliquer la persistance de l'évacuation des selles et des gaz puisque nous ajoutons peu de foi à l'évacuation du bout inférieur, toujours possible mais fort rare en clinique. Et d'ailleurs n'y avait-il pas à craindre les dangers d'une expectation en présence d'une hernie, quelle qu'elle fut, étranglée déjà depuis 3 jours.

Aussi, éclairé déjà par quelque expérience antérieure de ces étranglements à symptomatologie incomplète je n'hésitai pas à opérer la volumineuse tumeur.

Tout d'abord mon étonnement est grand, je m'attendais à trouver un sac volumineux avec péritonite herniaire, adhérences, etc... Je rencontre des couches infiltrées, brunâtres, puis grisâtres et stratifiées que je décortique à la manière d'une hématocèle : je procède couche par couche ; je résèque ainsi cinq ou six plis de tissus infiltrés, friables comme fibrineux ; le volume de la tumeur se réduit considérablement et au dernier moment je me demande ce qu'il restera pour constituer le sac, lorsque la sonde cannelée perforant un dernier plan sphacélé fait sourdre un liquide odorant, évidemment fécal, formé de sérosité péritonéale mélangée de matières et de gaz ; j'agrandis alors l'incision qui me mène dans le sac infecté, au milieu duquel je reconnais un faisceau filamenteux, sphacélé, putride, que je cherche à fixer par une pince, songeant alors à la présence possible de l'appendice cœcal. Avant d'aller plus loin je fais une antisepsie très soignée du sac, à l'acide phénique puis au chlorure de zinc, je taille et je résèque tout ce que je peux des tuniques infiltrées du scrotum en ménageant le canal déférent et j'incise du même coup le fourreau péritonéal allongé mais non spacieux qui entourait l'appendice.

Portant alors mon doigt vers le collet de la hernie, je constate qu'il y a étranglement à l'anneau : je débride et M. Vassilieff qui m'assiste, exerçant alors une traction sur le cordon filamenteux incarcéré, attire de l'abdomen et développe un long appendice cœcal ; au moment où le cœcum est attiré on cesse la traction ; j'applique un fil de soie à la base de l'appendice, très près du cœcum (trop près du cœcum ainsi que je le remarquais depuis) et je fis la résection de l'appendice en totalité. Celui-ci mesurait près de 20 c : il était sain dans ses 2/3 supérieurs, nettement étranglé par l'orifice inguinal à l'union du 1/3 inférieur et du 1/3 moyen, sphacélé au-dessous de l'étranglement et perforé à son extrémité, comme j'ai pu m'en assurer sur la pièce que je présente.

L'appendice réséqué, comment devais-je traiter son pédicule ? J'ai dit que j'avais placé la ligature trop près du cœcum ; à la rigueur, j'aurais pu réséquer l'appendice cœcal dans sa continuité, puisque mon aide avait attiré de l'abdomen les 2/3 supérieurs absolument sains ; peu importe d'ailleurs ; mais devais-je le réintégrer dans l'abdomen ou le fixer à la plaie scrotale dans la crainte d'une fistule stercorale ? Ce dernier parti pouvait paraître le plus sage ; cependant, désireux d'obtenir la cure « idéale », sûr de l'antisepsie du moignon de résection, je réintégrai dans l'abdomen après avoir assuré une simple ligature à la soie et sans cautérisation au thermo du moignon de l'appendice.

La plaie scrotale fut réunie par des sutures profondes au fil de florence dont quelques-unes fixèrent des débris cellulaires à l'orifice inguinal, mais en prévision d'une antisepsie incomplète je laissai un drain dans la plaie.

Pansement sec iodoformé. Les jours suivants, le malade va bien : alimentation liquide ; toute douleur disparaît, régularisation des fonctions gastro-intestinales ; le malade s'alimente exclusivement avec du thé ; il en prenait dans son pays jusqu'à 30 à 40 tasses par jour. Cinq jours après, sa température monte un peu, je lève alors le pansement ; il est complètement souillé d'un pus grisâtre, très abondant, que je prends au premier abord pour du liquide intestinal ; cependant il n'a pas d'odeur ; je supprime alors les points de suture sur toute l'étendue de la plaie cutanée dont je fais l'abstersion complète : j'y trouve de nombreux lambeaux de tissu cellulaire sphacélé encore adhérent, mais je ne puis déterminer s'il y a ou non communication intestinale ; c'est alors que je regrette d'avoir pratiqué l'excision de l'appendice aussi près de l'ampoule cœcale.

Deux jours après, le pansement est fait de nouveau ; aucune suppuration spéciale ; la plaie est dans des conditions parfaites de réunion par seconde intention. Quelques lambeaux de tissus cellulaires s'éliminent encore, mais la plaie est belle et granuleuse et il est certain qu'il n'y a pas eu fistule stercorale : l'antisepsie de la plaie stercorale, presque impossible dans ces tissus phlegmoneux et infiltrés avait été incomplète. Dès lors, l'observation peut être close : la plaie granula rapidement sous l'influence du Vigo dont je me sers toujours, pour provoquer l'épidermisation des plaies et 20 à 25 jours après l'opération le malade quittait le service en état général et local parfaits.

<h3 style="text-align:center">Hernie crurale étranglée contenant l'appendice.</h3>

(J. H. Barbat). — *Journal of American medical association*
(1904).

Mme C..., âgée de 69 ans, bien portante jusqu'alors à part une douleur dorsale plus intense lorsqu'elle était assise que l'orsqu'elle était debout ou qu'elle se promenait. A aucun moment elle n'observa de troubles au niveau de l'aine. Elle se leva un matin, se sentant parfaitement bien et prépara le déjeuner. Pendant le repas, elle fut prise de crampes et d'une douleur au bas ventre présentant le maximum d'intensité à droite. Elle se coucha immédiatement et découvrit une petite tumeur au niveau de l'aine droite. Elle appela l'attention de son mari sur ce fait, et lui qui avait une hernie pensa que sa femme se trouvait dans le même état et essaya de réduire la masse par le taxis, mais sans succès. On fit au niveau de la tumeur des applications chaudes.

Je vis la malade à 7 heures du soir, juste 12 heures après l'attaque, et la trouvai souffrant d'une *douleur intense, spasmodique,* au niveau de l'aine droite, douleur *s'irradiant vers l'abdomen et vers le dos.* La douleur était plus intense au niveau du dos qu'aux autres points. Je note cette particularité, parce que je pense que la douleur dorsale que la malade avait auparavant, était due au tiraillement du méso-appendice pendant la formation de la hernie, qui, je le pense, existait quelque temps avant sa découverte ; mais qui n'avait jamais été apparente, à cause de la couche épaisse de graisse qui la masquait. La malade vomit légèrement une fois après le début de l'attaque. La température était de 38°3 et le pouls de 100.

A l'examen on découvrit une petite masse ayant de 1 pouce à un pouce 1/2 de diamètre située juste au-dessous du ligament de Poupart et directement sur l'embouchure de la saphène. Cette tumeur était dure et douloureuse. Je fis le diagnostic de hernie crurale étranglée et fis transporter la malade à l'hôpital en vue de l'opération.

Quand le sac fut ouvert, il s'écoula quelques gouttes d'un liquide inodore, séro-sanguinolent. Alors on s'aperçut que le contenu du sac se composait de l'appendice replié sur lui-même et étranglé au niveau de l'anneau externe. L'extrémité de l'appendice était au-dessus de l'étranglement et il fallut sectionner l'anneau d'un bout à l'autre pour libérer. Alors tout l'appendice sortit facilement.

Un fait intéressant se présenta alors : on vit que le sommet de l'appendice était sphacélé presque totalement, tandis que le reste était seulement congestionné, c'est ce qui prouvait que la double constriction avait produit un étranglement plus précoce auprès du sommet qu'auprès de la base. En tirant doucement sur l'appendice, on attira le cœcum au dehors. L'appendice, traité comme à l'ordinaire, on enfouit le moignon suivant le procédé de Dawbarn. L'orifice crural fut fermé en suturant au catgut le fascia pectinéal à la base profonde du ligament de Poupart et la plaie cutanée fut suturée.

Hernie crurale étranglée contenant l'appendice

(J. H. Barbat). Journal of american medical association, 1900.

Mme D..., âgée de 66 ans fut en bonne santé durant plusieurs années, à l'exception d'une tumeur dans l'aine droite qu'elle avait remarquée il y a neuf ans, mais qui ne lui occasionnait aucun trouble particulier. Cependant par moments, elle était douloureuse à la pression. La gêne ne fut jamais assez grande pour nécessiter l'intervention d'un médecin jusqu'à cette dernière attaque. La malade fut d'abord vue par le Dr William Sullivan à qui elle raconta qu'elle ressentait une douleur depuis trois jours au niveau de la tumeur qu'elle avait à l'aine. Elle n'avait pas eu de vomissements ni de hoquets : le pouls était à 85, la température à 37°0).

Je vis la malade le lendemain en consultation et découvris une tumeur inflammatoire de deux pouces de diamètre, très sensible au toucher, située directement au-dessus de l'embouchure de la saphène droite.

Je fis le diagnostic d'adénite inguinale suppurée ou d'épiplocèle crurale étranglée. La malade fut transportée à l'hôpital et opérée immédiatement. Quand le sac fut ouvert, il s'écoula au dehors une once environ de liquide séro-sanguinolent d'odeur désagréable. Le contenu du sac consistait en l'appendice qui était gros, enflammé et présentait une large perforation auprès du sommet, une scybale contenue dans un petit abcès circonscrit, et le méso-appendice qui était hypertrophié en raison de son long séjour au dehors de la cavité abdominale. Toute la masse était séparée du sac à la paroi duquel elle était fortement adhérente, au niveau de l'anneau ; à ce niveau, les adhérences étaient si fortes qu'il n'était pas prudent d'essayer de le libérer, de sorte que l'appendice et son mésentère furent liés en masse et sectionnés : le moignon f cautérisé ; on laissa un drain dans la plaie ; celle-ci guérit rapidement et la malade s'en retourne au bout de trois semaines.

Hernie crurale de l'appendice étranglé.

(Quenu). — Société de Chirurgie, 15 *juillet* 1903.

J'ai été appelé en consultation le 4 avril, par mon ami et ancien interne le Dr Baudet, auprès d'une femme de quarante-deux ans, atteinte depuis le 26 mars, c'est-à-dire depuis neuf jours, d'une hernie crurale droite irréductible.

Les accidents commencèrent par une douleur brusque au pli de l'aine et l'apparition d'une tuméfaction qui se développa les jours suivants, mais sans provoquer de vomissements et sans interrompre ni la fonction intestinale, ni la circulation des gaz.

Le 4 avril, nous constatâmes l'existence, sous l'arcade crurale, d'une petite tumeur, ayant le volume d'un œuf de poule, mate, arrondie, bosselée, fluctuante, irréductible. Le ventre était légèrement tendu, sensible dans la fosse iliaque droite, surtout au-dessus de l'arcade.

Nous diagnostiquâmes une hernie épiploïque étranglée sans entérocèle, et fûmes d'avis, néanmoins, d'intervenir de suite. M. Baudet fit l'opération et je lui servis d'assistant. Le sac ouvert, et du liquide citrin s'étant écoulé, nous trouvâmes l'appendice dans la hernie, rouge, congestionné, épaissi et étranglé vers sa partie moyenne. Pas de trace d'épiploon. Après débridement, nous attirons le cœcum dans la plaie, constatons l'existence d'un sillon à la surface externe de l'appendice. L'appendice est réséqué à sa base et le moignon cautérisé, enfoui dans un pli cœcal. Cure radicale de la hernie. Suture de l'arcade à l'aponévrose du pectiné. Suites opératoires normales. Lever au 21ᵉ jour.

La malade qui se plaignait de douleurs gastriques dans une période de six mois qui a précédé l'opération, n'en a plus depuis.

Hernie inguinale droite constituée par l'appendice et compliquée d'appendicite.

(In th. du Dʳ Bariety, 1895).

Le nommé J. B..., journalier, âgé de 63 ans, entré à l'hôpital Saint-Germain, salle Armagis, le 26 avril 1894, dans le service du Dʳ Levêque.

Père mort à 72 ans.

Mère morte à 42 ans d'une maladie utérine.

Il a eu 5 frères qui jouissent tous d'une excellente santé.

Antécédents personnels. — A l'âge de 35 ans, il a fait une chute de voiture, est tombé sur le côté gauche, s'est fracturé 2 côtes.

A l'âge de 30 ans, il s'est aperçu qu'il était atteint d'une hernie inguinale gauche qui était facilement réductible. Ce n'est que 2 ans avant son entrée à l'hôpital qu'il s'est aperçu qu'il avait une hernie inguinale droite. Facilement réductible, il la maintenait complètement au moyen d'un bandage.

Neuf jours avant son entrée à l'hôpital, il oublia son bandage.

Le matin, à la suite de l'effort qu'il fit pour soulever un gros poids, il sentit une vive douleur et constata que sa hernie droite

était sortie, beaucoup plus volumineuse. Il ne put la réduire. Se
sentant indisposé, il fut obligé les jours suivants de garder le lit.
Il essayait de temps en temps de réduire la hernie dont il souffrait
mais il ne put jamais y arriver. Le septième jour il fit appeler son
médecin qui essaya, sans réussir, de la réduire.

Les cinq premiers jours de sa maladie, il eut des selles qui al-
lèrent en décroissant chaque jour.

A partir du sixième jour, il ne rendit plus que des gaz par l'anus
et cela jusqu'au moment de l'opération qui eu lieu 5 jours après.
Il urinait comme d'habitude et ne présenta jamais aucun vomissement.

Quand il entra à l'hôpital, il présentait une tumeur dure, non
fluctuante, oblongue, du volume du poing, située dans la moitié
droite du scrotum. La peau qui la recouvrait paraissait normale ;
elle n'était ni rouge, ni œdémateuse.

A la percussion, on avait un son mat. Si on essayait de la réduire, elle paraissait diminuer de volume et on entendait un
gargouillement semblable à celui que produit l'intestin qui est
refoulé dans la cavité abdominale. Le malade urinait bien, ne vo-
missait pas et rendait des gaz par l'anus. Le ventre n'était ni douloureux ni ballonné. Néanmoins, son faciès était grippé, ses extrémités se refroidissaient et il accusait une vive douleur au niveau
de sa tumeur. La température axillaire s'élevait à 37°6. L'opération fut décidée pour le lendemain.

Opération. — La peau et les enveloppes incisées, on rencontra
un tissu scléreux, blanchâtre, dur, qui entourait complètement la
tumeur. Cette poche fut ouverte, elle mesurait une épaisseur de
3 millimètres environ, et ressemblait, à s'y méprendre, à une
épaisse coque d'hématocèle. Elle n'était autre chose cependant,
comme on le verra plus tard, que la séreuse épaissie d'un sac herniaire. Il en sortit un pus d'une odeur fécaloïde bien caractérisée.
Au milieu de ce pus, on trouva une dent, qu'un médecin vétéri-
naire reconnut être une dent de chat.

Le malade, en effet, nous confia que peu de jours auparavant il
avait mangé du lapin. Après avoir évacué le pus, on reconnut
l'appendice, fortement hypertrophié ; et à sa pointe, on découvrit
une large perforation à bords déchiquetés, qui avait livré passage
au corps étranger. On décortiqua la poche et on l'enleva.

On jeta une ligature à la soie sur l'appendice, tout près du cœcum et on le réséqua. Avec le doigt, on rompit les adhérences qui
reliaient l'appendice à l'anneau inguinal, en ayant soin de ne pas
prolonger ce décollement jusque dans la cavité péritonéale.

Ces adhérences qui fixaient l'extrémité inférieure du cœcum au collet du sac herniaire ne furent détruites qu'en partie. Une cloison de néo-membranes intra-abdominales séparait encore ces organes de la grande cavité péritonéale.

Après une toilette aussi minutieuse que possible des diverses parties, on sutura la peau aux crins de Florence, on mit un drain et on appliqua un pansement à l'iodoforme. Les selles reparurent lelendemain, l'appétit revint et l'état général s'améliora rapidement.

Le malade guérit complètement, sans avoir jamais eu de fièvre, mais après avoir conservé pendant deux mois une fistule, par où s'écoulait un liquide séro-purulent.

Revu le 21 octobre, le malade jouit d'une bonne santé.

II.— FORME PHLEGMONEUSE.

ABCÈS. — FISTULE.

L'appendicite herniaire affecte assez volontiers cette forme ; pour Berger elle correspondrait aux faits dans lesquels l'appendice est seul contenu dans la hernie.

L'inflammation ne reste pas cantonnée au sac, mais gagne les tissus superficiels ; suivant son intensité, elle affecte les allures de l'abcès ou du phlegmon.

La région crurale ou inguinale devient le siège de douleurs violentes, lancinantes, exaspérées par la pression, les différents contacts, et perd sa souplesse habituelle. Non seulement, on y perçoit une tension considérable, mais cette dernière s'accompagne d'une sensation d'empâtement diffus. La peau devient rouge, chaude, douloureuse.

Tantôt l'inflammation se localise; en un point, la région devient plus saillante laisse percevoir une fluctuation profonde ; la peau rouge violacée s'amincit, s'ulcère et laisse échapper une certaine quantité de pus fétide, mélangé ou non de gaz, de concrétions stercorales, en même temps que se produit une détente marquée dans les phénomènes locaux.

L'état général est peu inquiétant. Quelquefois il y a un peu de malaise de la courbature, quelques troubles digestifs, un peu de fièvre ; le pouls est légèrement accéléré. C'est la VA-RIÉTÉ SUPPURATIVE.

Tantôt l'inflammation est diffuse ; rougeur et gonflement n'ont pas de limites distinctes ; on peut constater des phlyctènes.

A la région inguinale, la tuméfaction envahit tout le scrotum, forme une masse de volume énorme, et masque la recherche du testicule et du cordon. La palpation devient extrêmement douloureuse, le malade éprouve une sensation de brûlure excessive dans toute la région. Mauvais état général ; la température monte à 39°, 39°5. Le malade est abattu, agité, en proie à une faiblesse extrême, à l'insomnie ; la soif est vive, la langue saburrale ; nausées, quelquefois vomissements bilieux, souvent constipation, rarement diarrhée. Bientôt la peau se sphacèle en plusieurs endroits, et laisse sourdre une certaine quantité de pus d'odeur fétide, stercorale, mêlé à des débris de tissu cellulaire gangrené. Le sphacèle s'étend plus ou moins, et peut être très marqué au niveau du scrotum. De vastes décollements se produisent ; la région constitue un clapier au milieu duquel il est souvent impossible de reconnaître l'appendice. Cette VARIÉTÉ PHLEGMONEUSE est heureusement moins fréquente que la précédente, mais on constate tous les intermédiaires entre les deux.

La nommée M..., âgée de 60 ans, porte depuis 7 ans une hernie inguinale droite. Celle-ci grossit tout à coup, devient le siège d'une sensibilité très vive et le point de départ de coliques violentes. Pendant les 5 jours qui suivent, la tumeur, de plus en plus volumineuse et douloureuse, décide la malade à venir à l'hôpital. Volume d'une mandarine : peau tendue, lisse, chaude, d'un rouge violacé. Dure, œdémateuse au pourtour, la consistance est nettement fluctuante au centre ; en ce point la percussion dénote une sonorité très superficielle. La faiblesse de la malade est grande ; elle paraît très abattue, la voix est cassée, le facies grippé, le pouls petit, rapide. Il s'agit d'un abcès stercoral. Par l'incision s'échappe un flot de liquide noirâtre d'odeur fécaloïde, mélangé de pus. (Thèse Rivet).

Un homme de 48 ans, porte depuis une année une petite tumeur crurale *gauche*, qui devient tout à coup irréductible et est le siège de douleurs de plus en plus vives. Au dessous du ligament de Poupart, on constate une tuméfaction de
l'étendue de la paume de la main, avec rougeur intense et
œdème des téguments. Pas le moindre trouble digestif ; état
général bon. Par l'incision, s'écoule une grande quantité de
pus d'odeur infecte. (Romm, Deutsche' Zeitung für Chir.,
XLI).

Les observations de Gangolphe, Walther et Raffray, Morestin,
Routier sont typiques et méritent d'être intégralement repro-
duites.

**Hernie inguino-scrotale droite compliquée d'appendicite. Cure radi-
cale. Résection de l'appendice. Guérison.**

(Gangolphe, *Lyon Médical*, 1892).

F. J.., 46 ans, journalier, entre le 12 avril 1891. Salle Saint-
Pothin.

Pas d'antécédents personnels ni héréditaires.

Volumineuse hernie inguino-scrotale droite datant d'une quinzaine d'années environ. Assez facilement réductible au début, elle
était devenue irréductible depuis quelques années. Le malade
raconte du reste, qu'il a porté très irrégulièrement un bandage et
même que depuis trois ans il ne s'est pas préoccupé de maintenir
sa hernie.

Il n'en souffrait plus et n'éprouvait aucun trouble digestif. Il y a
douze jours environ, sans cause appréciable, il vit brusquement la
hernie augmenter de volume et surtout devenir douloureuse dans
l'espace de quelques heures. Il continua néanmoins de travailler,
mais avec peine et fut bientôt obligé de garder le lit à cause des
douleurs qui devenaient de plus en plus vives ; il se décida alors à
entrer à l'hôpital.

A son entrée, on constate une volumineuse hernie scrotale
droite du volume d'une tête d'enfant, le scrotum est rouge, chaud,
très sensible à la pression à sa partie inféro-interne. A l'extrémité
de la hernie on reconnaît le testicule, l'épididyme et la tunique
vaginale qui sont sains.

Malgré la sensibilité de la région, on peut constater la présence
de la sonorité en certains points et ailleurs des masses dures. Le
collet paraît large et peu douloureux.

A part cela, conservation presque parfaite des fonctions digestives ; l'appétit est assez bien conservé, les selles peu régulières n'ont jamais fait défaut, pas plus que les gaz. Aucun vomissement. Le ventre n'est ni douloureux ni ballonné. La température est normale.

On met en dehors de toute discussion l'idée d'un étranglement comme cela arrive quelquefois dans les grosses hernies adhérentes et l'on admet une inflammation de la hernie produite peut-être par une petite perforation intestinale.

Il n'était guère douteux en effet de voir suppurer le foyer, tant les symptômes étaient localisés et peu accentués. Le repos absolu au lit, la demi-diète, l'emploi de vessies de glace furent les seuls moyens de traitement mis en usage ; les jours suivants, même état qu'à l'entrée.

Le 12 avril. — Incision large d'un abcès scrotal contenant un bon verre de pus très fétide, mais ni gaz, ni corps étrangers, ni matières fécales. En raison de l'odeur nous soupçonnâmes bien le point de départ de la suppuration, mais notre attente fut déçue car nous croyions retrouver dans le pus le corps du délit. La suppuration tarit rapidement et le foyer drainé et pansé fut complètement guéri vers le 10 septembre.

A partir de ce moment, la tuméfaction, qui avait beaucoup diminué, s'amenda peu à peu ; le repos au lit, le régime laxatif, l'application de compresses froides réduisirent la hernie au volume de deux poings.

Elle était complètement indolore et paraissait formée d'une masse épiploïque et d'anses intestinales difficiles à contenir par un bandage.

Nous nous décidâmes alors à tenter la cure radicale. Le 29 octobre, le malade est anesthésié et après désinfection soigneuse, l'opération est faite dans les conditions suivantes :

Incision de 8 à 10 cent. suivant le grand axe de la tumeur, comprenant la peau et les tissus sous-cutanés jusqu'au sac exclusivement.

Celui-ci est ouvert dans un point libre de toute adhérence, et l'on découvre alors une masse épiploïque volumineuse qui paraît adhérer à la surface interne du sac. On parvient à dégager néanmoins l'épiploon avec l'aide du bistouri.

Ceci fait, nous reconnaissons qu'il existe dans l'intérieur même de l'épiploon, une sorte de sac contenant de l'intestin grêle dont la réduction est facile et totale.

L'opération nous paraissait terminée ; il restait seulement à achever de détruire les adhérences épiploïques avec la partie externe du sac ancien, lieu d'ouverture de l'abcès, à extirper l'épiploon et sac après désinfection de ce dernier.

En cherchant à distinguer le cordon et à l'isoler, nous arrivâmes jusqu'à la queue de l'épididyme et a notre grand étonnement, il y avait là en apparence, dans l'épaisseur même du sac, comme un second cordon de la grosseur d'un porte-plume adhérent à l'épididyme et aussi à la cicatrisation de l'abcès. Après un moment d'hésitation il nous vint à l'esprit que ce pouvait être l'appendice vermiforme.

Après l'avoir isolé à la sonde cannelée, une très petite incision longitudinale fut faite et confirma notre hypothèse en nous montrant la cavité muqueuse centrale.

Une ligature à la soie très serrée fut jetée au-dessus de l incision complètement obstruée du reste par une pince hémostatique ; puis appendice et pince furent entourés de gaze pour éviter l'infection. Nous nous préoccupâmes alors de la recherche et de la libération du cœcum.

Ce dernier temps nous donna quelque peine à cause des adhérences de l'intestin perdu au milieu de l'épiploon. Peu à peu les adhérences furent complètement détruites jusqu'au niveau du collet et avec le doigt ; plus haut encore restaient à traiter l'épiploon, l'appendice vermiforme, le gros intestin et le sac. Quatre ligatures en chaîne furent jetées sur l'épiploon, celui-ci fut réséqué, il pesait 5 à 600 grammes. L'appendice fut fortement lié à sa base avec de la soie et sectionné au thermocautère ; la surface cruentée fut cautérisée très soigneusement ; sa sécheresse et la réduction de son volume ne nous parurent pas mériter que nous lui fissions un capuchon séreux. Le gros intestin fut alors réduit et maintenu pendant la dissection et la résection du sac, dont il fallut cependant abandonner çà et là quelques points très adhérents au scrotum. Le collet très large fut fermé à la fois par plusieurs ligatures au catgut et aussi par les sutures étagées.

On sutura la plaie superficielle avec des fils métalliques, sauf en un point occupé par une longue mèche de gaze iodoformée.

Les suites opératoires furent simples et la réunion immédiatement obtenue.

Aujourd'hui, deux mois après l'opération, on peut constater l'absence de toute récidive, cependant nous avons conseillé au malade de porter un bandage encore pendant plusieurs années.

Hernie inguinale droite de l'appendice iléo cœcal compliquée d'appendicite. Résection de l'appendice. Castration. Mort.

Observation de MM. Walther et Raffray, citée par Sauvage. Thèse de Paris. 1905.

H..., âgé de 69 ans, courtier, entre à l'hôpital St-Antoine, le 16 août 1893, dans le service de M. Monod, suppléé par M. le Dr Walther.

Cet homme, très robuste, ne présente aucun antécédent héréditaire ou personnel. Ne se rappelle avoir fait aucune maladie sérieuse dans son enfance. Il est porteur d'une hernie inguinale droite depuis une dizaine d'années, hernie en partie réductible et pour laquelle il n'a jamais consulté; jamais il n'a porté de bandage. Jamais d'accidents douloureux de ce côté. Pas de constipation. Trois jours avant son entrée à l'hôpital, le malade est pris brusquement un soir de douleurs très vives au niveau du scrotum dans la partie droite. Jusque-là le malade était en excellente santé; il est très affirmatif sur ce point et n'a jamais présenté de troubles gastriques.

Pendant les trois jours qui ont précédé son entrée à l'hôpital, le malade a éprouvé des douleurs scrotales très vives, accompagnées de quelques coliques abdominales, d'anorexie, de constipation (pas absolue néanmoins) et de fièvre. Il dut cesser tout travail et prendre le lit. Le 4ᵉ jour après le début des accidents, ne constatant aucun mieux dans son état, il se décide à se faire transporter à l'hôpital St-Antoine et est admis salle Blandin, le 16 août 1893.

Le lendemain, à la visite, il nous raconte ce qui précède et, après interrogatoire, nous procédons à l'examen de ce malade. Il s'agit, ainsi que nous l'avons noté au début, d'un vieillard assez robuste, présentant un embonpoint moyen. Facies exprimant la douleur. Langue saburrale. Abdomen modérément distendu, sonore à la percussion et sensible au niveau de la fosse iliaque droite.

L'examen des principaux viscères est négatif. Les poumons sont sains, le cœur ne présente aucun souffle; à la base on constate un second bruit fortement claqué. Le pouls radial est assez dur. Urines normales.

Le malade attire notre attention sur la région scrotale qui est considérablement augmentée de volume, dure, luisante, rosée dans sa partie droite, très douloureuse au toucher. La palpation permet de constater l'état de tension des parties, mais il est impossible de sentir nettement le testicule et l'épididyme. On a tout à fait la sensation d'une inflammation testiculo-épididyme avec vaginalité aiguë.

Le testicule gauche est sain ; il en est de même du canal de l'urèthre qui n'est le siège d'aucun écoulement. Le malade n'a jamais eu de blennorrhagie. Temp. 38°5.

En résumé le diagnostic ferme est assez difficile à porter.

Le malade est tenu au repos, les bourses relevées ; on applique des compresses résolutives sur le point douloureux et on administre un grand lavement qui amène une évacuation satisfaisante.

Pendant 4 jours, la température ne se modifie pas et reste aux environs de 38°5.

Le malade continue à souffrir beaucoup.

Le cinquième jour, à la visite, en découvrant le malade, on note au niveau de la partie antérieure du scrotum une tache de sphacèle de la dimension d'une pièce de 2 francs. La pression à ce niveau fait sourdre une goutte de pus. On transporte immédiatement le malade à la salle d'opération et on lui administre le chloroforme. M. Walther pratique une incision couche par couche sur le scrotum du côté droit. Il s'échappe aussitôt des gaz répandant une odeur infecte. Toutes les tuniques des bourses de ce côté sont infiltrées de pus. Le cordon est difficilement isolé ; on trouve de la phlébite du cordon et un testicule sain dans une vaginale suppurée.

A la partie supérieure de l'incision, près de l'anneau inguinal, on tombe sur une masse volumineuse de tissu cellulaire et infiltré de pus. Au centre de cette masse, par dissociation, on découvre un organe allongé qui a l'aspect de l'appendice iléo-cœcal. Ce cordon aboutit à une bosselure du cœcum qui fait saillie en dehors de l'anneau. A côté du cœcum, au-dessous et en dehors, fait saillie au petit sac herniaire rempli d'épiploon. Résection après ligature de toutes les couches sphacélées : le cordon est ligaturé et l'on pratique la castration. M. Walther fait un large tamponnement iodoformé qui refoule le cœcum dans l'anneau (25 août).

4 septembre. — On constate à la visite du matin que le malade a défait son pansement pendant la nuit et a provoqué par le grattage, une hémorrhagie dans la paroi de la poche. M. Walther fait un nouveau tamponnement.

Les jours suivants, la plaie bien désinfectée, reste absolument aseptique, mais le malade est pris de congestion pulmonaire, puis de pneumonie et meurt le 10 septembre. Il a été impossible de pratiquer l'autopsie, la famille s'y étant opposée.

Obs. d'appendice dans un sac crural suppuré simulant une adénite.

Routier. — 23 *Novembre* 1904. *Soc. de chirurgie.*

La pièce que je vous présente est un sac herniaire crural sur la paroi interne duquel était fusionné l'appendice iléo-cœcal, provenant d'une femme âgée de 77 ans, que j'ai opérée d'urgence, dans mon service, le 17 novembre et qui va parfaitement.

Cette femme m'avait été envoyée comme atteinte d'adéno-phlegmon suppuré du pli de l'aine droite. Elle portait en effet dans cette région, une tuméfaction rouge, chaude, douloureuse, fluctuante, et qui présentait cette particularité d'être très mobile sur les parties profondes, ce qui avait frappé mes internes et mes assistants, si bien qu'on admettait volontiers ce diagnostic d'adénite suppurée.

En examinant plus à fond la malade, j'avais été frappé de l'existence d'une sorte de pédicule dur au-dessous de l'arcade crurale, si bien que malgré la *mobilité surprenante* de la tumeur inflammatoire, je dis hernie crurale suppurée, au grand étonnement de ceux qui m'entouraient.

Il fallait ici se contenter des signes physiques, car l'interrogatoire était nul, et la malade bien qu'ayant la possession de toutes ses facultés, ne répondait rien de précis. Elle avait dû aller à l'Hôtel-Dieu une quinzaine de jours avant, demander une ceinture : elle ne savait pas si sa grosseur existait avant, elle n'en avait jamais souffert.

C'était en revenant de l'Hôtel-Dieu qu'elle avait eu mal, et de son domicile, on nous l'avait envoyée.

J'ai ouvert la tumeur comme un abcès, il s'est écoulé du pus particulièrement fétide, de cette odeur particulière due à la présence du coli-bacille, la paroi antérieure du sac était sphacélée.

J'ai nettoyé le tout avec des compresses imbibées de chlorure de zinc au 1/10, et alors j'ai pu voir sur la paroi interne du sac un épaississement qui était fusionné avec lui.

Vers la partie inférieure j'ai donné un coup de ciseaux pour savoir ce qu'était cet épaississement, et j'ai vu que j'avais coupé un appendice iléo-cœcal.

J'ai suivi en disséquant la partie centrale de cet appendice qui m'a conduit sur le cœcum : j'ai pu l'attirer dans la plaie, sans avoir débridé l'anneau et lier l'appendice au ras du gros instestin.

J'ai traité le moignon au thermocautère comme j'en ai l'habitude, après ligature au catgut, puis j'ai mis un drain dans l'orifice crural avec deux mèches, et j'ai laissé la plaie ouverte.

Le 19 j'enlevai les mèches.

Le 20 j'enlevai le drain.

Aujourd'hui elle est en voie de cicatrisation sans avoir présenté plus de symptômes après qu'avant l'opération.

Il me paraît fort difficile d'expliquer cette suppuration avec gangrène de ce sac herniaire.

La fusion de l'appendice avec le sac me fait penser qu'à maintes reprises il a dû y avoir des poussées inflammatoires, mais rien dans l'interrogatoire de la malade ne nous permet de préciser.

Elle n'a eu non plus cette fois rien qui, de près ou de loin, ressemble à de l'appendicite, il n'y avait pas étranglement de cet organe.

L'examen macroscopique de la muqueuse ne nous a donné aucune indication.

J'ajoute en passant qu'au cours de la libération de ce sac si enflammé et qui paraissait cependant si mobile, j'ai intéressé latéralement la veine fémorale. J'ai aussitôt fait une ligature latérale au catgut, et la malade n'a jamais eu plus de 37 degrés.

Elle est en pleine voie de guérison.

A propos de cette observation, M. Routier insiste sur ce fait que dans ce sac rempli de pus, l'appendice se trouvait absolument sain, et que le malade n'avait jamais eu d'accidents d'appendicite. Mais Monsieur Rochard a fait remarquer que « cette suppuration du sac crural contenant l'appendice ne pouvait être attribuée qu'à deux mécanismes : ou une appendicite herniaire, ou un étranglement de l'appendice. Or, comme l'appendice n'était pas étranglé, il faut admettre une appendicite, d'autant que l'appendice était adhérent au sac, et cette adhérence n'avait pu se faire qu'à la suite d'une inflammation ».

OBSERVATION

Phlegmon gangréneux du scrotum par appendicite herniaire. Fistule stercorale persistante. — Intervention. — Guérison.

Par M. Morestin (Soc. de chirurgie, 19 mars 1902).

Homme de 62 ans, entre le 24 juin à l'hôpital St-Louis. Depuis plus de 10 ans, on avait constaté chez lui l'existence d'une hernie inguinale droite, réductible, pour laquelle il portait un bandage.

Hernie sans particularité. Le malade éprouvait un réel soulagement par le port de son bandage, et n'avait jamais eu d'accidents du côté de sa hernie. Or un mois avant son entrée à l'hôpital, vers la fin de mai, il se produit sans cause apparente un léger gonflement de la bourse droite. La région est douloureuse, mais modérément. L... met simplement de côté son bandage, dont la pression est pénible et continue son travail. Les phénomènes inflammatoires augmentent pendant quelques jours, puis survient une régression. Mais après une très courte accalmie, nouvelle poussée beaucoup plus bruyante et plus grave. Dur à lui-même, et aussi fort négligent, L... laisse aller les choses, et, voulant finir sa semaine, s'occupe encore la veille de son arrivée à St-Louis. Son état est alors des plus triste, des plus alarmants. Il a passé une nuit mauvaise, extrêmement agitée. La T. est de 39° et le faciès donne immédiatement cette impression désagréable qu'on éprouve en face des grands infectés.

Le scrotum est gros comme une tête d'enfant de un à deux ans ; dans presque toute son étendue, il est noirâtre, d'un rougé sombre vers sa partie supérieure.

En divers points, la surface noirâtre est sillonnée de fissures et de craquelures dont les bords offrent une teinte verdâtre ou gris sale. Par ces solutions de continuité coule un liquide gris jaunâtre, sorte de pus mal lié et d'odeur absolument infecte. La pression même légère est fort douloureuse dans la partie encore rouge, et comme il fallait s'y attendre, presque insensible dans la surface noirâtre évidemment mortifiée. Cette exploration révèle un signe autrement important : une crépitation fine indiquant la présence de gaz dans toute l'étendue du scrotum. Nous nous trouvons en somme en présence d'un phlegmon gangréneux, gazeux et diffus des bourses.

Il était moins aisé d'en établir le point de départ. Il n'y avait aucune difficulté de la miction, le malade n'avait jamais rien eu du côté des voies urinaires, le périnée était parfaitement souple et indolent, la verge n'était point tuméfiée ; il ne s'agissait donc pas d'une infection d'origine urinaire.

Le commémoratif hernie faisait plutôt songer à un de ces terribles phlegmons consécutifs à la gangrène herniaire. Cependant il n'y avait eu et il n'y avait encore aucun signe d'étranglement, le malade expulsant par l'anus gaz et matières, et n'ayant pas vomi une seule fois. Toutefois l'exploration de la région inguinale à droite permettait de sentir une sorte d'empâtement profond ; si vague que fut cette constatation, on arrivait néanmoins à établir qu'il y avait une différence entre ce que donnait la palpation de ce côté et du côté gauche. Je fus alors amené, dit M. Morestin, à faire les trois hypothèses suivantes : pincement latéral de l'intestin, hernie d'un diverticule de Mickel, hernie de l'appendice : l'un quelconque de ces organes était étranglé, perforé, et avait déterminé l'infection du tissu cellulaire scrotal. Naturellement je m'arrêtai plus volontiers à l'idée d'une hernie de l'appendice, en raison même de la fréquence relative avec laquelle on trouve l'appendice dans les hernies droites. Je fis séance tenante d'énormes et multiples incisions sur ce scrotum prodigieusement tuméfié, de manière à établir des tranches limitées par des sections méridiennes. Par toutes ces brèches s'écoulèrent du pus infect, un liquide roussâtre, et s'échappèrent des gaz qu'on voyait sourdre de partout sous les nappes liquides. Une des incisions ouvrit la vaginale, qui se vida d'un contenu purulent et laissa voir le testicule couvert de fausses membranes gris verdâtre. Au milieu des tissus sphacélés je ne reconnus point l'appendice, que d'ailleurs je me gardai bien de chercher longuement. Le patient n'avait pas été anesthésié ; il n'éprouva, pour ainsi dire, aucune souffrance, et nous laissa faire, indifférent à ce qui se passait.

Traitées par les pulvérisations phéniquées, les applications de poudre de Championnière, les plaies commencèrent bientôt à se déterger ; la mauvaise odeur diminua, une grande partie du scrotum s'élimina par lambeaux, tandis que la fièvre tombait graduellement et que l'état général s'améliorait. On put enfin constater le déchet ; la moitié droite des bourses était pour ainsi dire complètement détruite ; de ce côté le testicule restait exposé. Il s'était couvert de bourgeons charnus et formait une saillie comparable à celle que l'on voit dans « le fongus ». Cette saillie était presque pédiculée, enserrée au niveau de son hile par les tissus et nouvelle formation et les débris rétractés de la bourse correspondante. Au-dessus et plus en dehors se voyait, au milieu d'une plaie couverte de bourgeons charnus qui s'étendait par en bas jusqu'au testicule et se confondait avec sa surface granuleuse, un petit mamelon d'un rouge plus vif, déprimé à son centre, et couvert d'un mucus glaireux. On reconnaissait sans hésitation dans cette éminence la muqueuse intestinale éversée avec sa surface lisse et couverte de mucus, sa coloration spéciale. Un stylet s'y enfonçait à 10 cm. de profondeur, se dirigeant en haut et en dehors, et pénétrant dans le trajet inguinal. En surveillant cet orifice, on vit sourdre de temps à autre des matières fécales solides et étirées en vermicelle. Puis le malade ayant eu la diarrhée, des matières liquides coulaient en abondance par le pertuis. Peu à peu, la muqueuse s'éversant, s'évaginant de plus en plus, le mamelon fit une saillie plus considérable et prit une forme cylindro-conique, son volume étant comparable à celui du petit doigt. Ces constatations nous confirmaient de plus en plus dans cette idée qu'un diverticule de l'intestin avait été le point de départ des accidents. La saillie muqueuse, visible à l'extérieur, nous parut devoir être considérée comme le moignon d'un appendice, dont l'extrémité libre se serait sphacélée et éliminée. Cependant la plaie diminuait peu à peu. Vers le milieu d'août, il me sembla avoir atteint tout ce qu'on pouvait attendre du travail de réparation spontanée. Le testicule et la fistule stercorale demeuraient dans l'état que nous avons décrit plus haut ; la plaie qui les réunissait s'était rétrécie dans tous les sens et considérablement réduite. Elle n'avait plus que 5 ou 6 cm. de long sur 3 cm. de large. C'était le moment de tenter quelque chose pour arriver à la guérison définitive.

Le 16 août, après curettage de la surface du testicule et destruction de la couche des bourgeons charnus,

1°) isolement et traction sur le mamelon qu'on reconnaît pour être une moignon d'appendice. Isolement de l'appendice et ligature sur son insertion cœcale.

2°) Dissection et extirpation du sac herniaire, suivie de la réfection de la paroi, en un mot la cure radicale de la hernie.

3°) Libération et enfouissement du testicule sous une niche formée par les tissus normaux et les tissus de cicatrisation qui viennent l'enchatonner à son pourtour. A ce niveau, drainage et rapprochement des surfaces par des crins, sans contact immédiat.

Suites très simples, ni fièvre, ni douleurs abdominales, ni accident de suture. Sortie du malade le 30 septembre complètement guéri. Actuellement on ne soupçonnerait jamais, malgré tout ce que nous savons de la façon merveilleuse dont se réparent les pertes de substance du scrotum, on ne pourrait croire véritablement que les accidents aient été aussi graves et le sphacèle aussi étendu. Le testicule droit, un peu plus petit que son congénère, est légèrement adhérent à une cicatrice blanchâtre et lisse, occupant la partie antérieure du scrotum. Certes la bourse droite n'est pas très spacieuse, et le raphé est fortement attiré à droite de la ligne médiane mais tout cela est indolent et souple. La région inguinale est parcourue par une cicatrice linéaire, et la toux ne fait percevoir aucune impulsion.

En somme, ce malade est à l'heure actuelle parfaitement guéri.

Ces 4 observations constituent autant de variantes de la forme phlegmoneuse ; dans celle de Routier l'inflammation est minima ; l'allure est celle d'un abcès chaud localisé ; dans celle de Morestin elle est maxima, elle revêt l'apparence du phlegmon gangréneux.

L'observation de Morestin nous permet également de voir la terminaison possible de ces appendicites herniaires, la fistulisation. Spontanément ou après incision s'échappe un liquide purulent d'odeur fétide, accompagné quelquefois de gaz ou de matières stercorales. A la suite de l'ouverture du foyer les phénomènes locaux et généraux s'amendent ; la plaie se recouvre de bourgeons charnus, mais il persiste un point, quelquefois saillant, entouré d'une zone légèrement inflammée. Ce point laisse continuellement ou par intermittences couler du muco-pus, donne quelquefois passage à des gaz, ou à de petites concrétions d'origine intestinale, surtout lorsque le malade est atteint de diarrhée. Il est rare que l'aspect intérieur de cet orifice fistuleux, permette de reconnaître la muqueuse intestinale avec sa coloration spéciale (Cas de Morestin).

C'est bien souvent à cette période seulement que le chirurgien voit pour la première fois le malade. Le cathétérisme est généralement très difficile, souvent impossible. S'il peut directement constater l'issue d'une parcelle d'origine stercorale le diagnostic sera facile, c'est une fistule intestinale, et l'origine appendiculaire devra immédiatement se présenter à son esprit. Mais souvent il lui faudra se contenter de l'affirmation du malade qui déclare qu'à un moment donné cette fistule a livré passage à des matières. Lorsqu'il sera dépourvu de tout renseignement, et que la fistule sera seulement le siège d'un suintement qui ne tarit pas, le diagnostic deviendra presque impossible ; seul l'acte opératoire montrera la vérible origine.

Dans l'observation de Guillemain, c'est l'affirmation de la malade qui a émis par sa fistule un pépin de raisin, c'est le siège herniaire de l'affection qui mettent sur la voie. Veslin a senti directement l'appendice sous la peau sous forme de cordon enflammé. Dans les cas de Michaux et de Le Bec, ce furent des découvertes au moment de l'acte opératoire.

Ces 4 observations méritent d'être citées.

Hernie inguinale contenant l'appendice enflammée. Résection. Guérison.

(Le Bec. Revue de chirurgie, année 1888).

Un homme de 59 ans entre à l'hôpital Saint-Joseph. Il est porteur d'une fistule située à la partie moyenne du scrotum. Il a en outre un bandage herniaire. Le testicule paraît sain, mais le cordon est ouvert par le trajet fistuleux, et le tout forme une masse du volume du petit doigt ressemblant à une masse tuberculeuse suppurée, partie du canal déférent. La peau ouverte, je trouvai une masse allongée du volume du petit doigt, paraissant être le cordon épaissi par l'inflammation, et malheureusement il se déchira ce qui me décida à enlever le testicule. En poursuivant la dissection de la masse inflammatoire, je vis qu'elle faisait corps avec le sac et remontait jusqu'à l'anneau inguinal externe et de là pénétrait dans l'abdomen. C'était l'appendice iléo-cœcal adhérent au sac dont l'extrémité renflée était enflammée et entretenait la fistule. Je fendis le sac sur les parties latérales. L'extrémité adhérente et suppurée fut détachée, soigneusement liée et le tout fut rentré dans l'abdomen. Le malade guérit bien, il n'eut qu'un petit abcès sous la cicatrice, par suite d'un drainage imparfait. J'ai vu l'opéré au bout de 5 mois. Il portait un bandage et pouvait travailler.

Appendicite herniaire crurale chronique avec poussées aiguës simulant une adénite tuberculeuse suppurée. Opération. Guérison.

(In thèse du Dr *Osty,* Paris, 1900).

Mme X.., 48 ans. Tempérament neuro-arthritique, n'ayant jamais été malade, portait depuis la naissance de sa fille, il y a 20 ans, dit-elle, au niveau du pli inguinal droit, une hernie crurale du volume d'une petite noix, qui ne l'avait jamais gênée, lorsqu'en décembre 1898, à la suite de grandes fatigues, elle ressentit une douleur dans l'aine et voit sa hernie augmenter, devenir longue d'une dizaine de centimètres et grosse à peu près comme un œuf de poule.

La malade quoique très courageuse, ne peut marcher et se met au lit.

Les choses restent dans cet état pendant 5 à 6 jours, au bout desquels la tumeur disparaît presque subitement et avec elle la hernie vieille de 20 ans.

Presque un an après, le 26 novembre 1899, la tumeur crurale apparaît de nouveau brusquement et sans cause apparente.

Le médecin traitant ordonne le repos au lit, des grands bains, etc. Mais cette fois la tumeur ne se résout pas, les douleurs deviennent plus vives : la malade ne peut plus manger, est constipée et la fièvre s'élève à 39, 39°8. Symptômes qui avec l'état local font songer à une suppuration.

Les jours suivants, en effet, les signes de suppuration deviennent de plus en plus évidents. Bientôt la peau rougit, s'amincit et le 14 décembre, l'abcès s'ouvre spontanément à la partie supérieure et externe de la tumeur. Il s'écoule environ 1 litre de pus verdâtre, extrêmement fétide : l'écoulement continue, abondant, pendant 2 ou 3 jours.

Dès l'ouverture de l'abcès, la fièvre est tombée, bientôt l'appétit revient, le sommeil aussi, et au bout d'une huitaine de jours, la malade peut se lever.

Mais la fistule persistante laisse s'écouler un liquide séro-purulent qui va diminuant de plus en plus, sans jamais cependant se tarir.

Vers le milieu de janvier, au niveau du point inférieur et interne de la région occupée par l'abcès, il se fait une petite ouverture d'où s'échappe un pépin de raisin et qui laisse sourdre un liquide jaunâtre produisant à son passage une cuisson excessive et que le malade compare à la bile.

Depuis longtemps, son médecin proposait à la malade une intervention qu'elle refusait obstinément ne voulant pas garder le repos. Cependant, il réussit à obtenir d'elle de rester au lit. Les deux fistules, ensemble ou séparément, laissent passer des liquides.

Pendant le mois de février, il se fait une ou deux poussées inflammatoires mais bénignes. La malade se résout enfin à venir à Paris essayer une intervention. M. Guillemain la voit pour la première fois le 10 mars. L'examen pouvait faire croire à des ganglions tuberculeux suppurés de l'aine ; mais l'affirmation que donne la malade de la sortie d'un pépin de raisin et le siège crural de l'affection, forcent à admettre quelque chose de herniaire.

M. Guillemain intervient le 13 mars.

Il fait une incision verticale de 7 à 8 centimètres au-dessus et au-dessous surtout de l'arcade crurale, coupant juste par le milieu la base du triangle de Scarpa et se dirigeant vers la pointe du triangle.

Puis un léger débridement fait tomber dans une cavité superficielle qui repose sur une masse du volume d'un petit œuf de poule, masse adhérente de toutes parts aux muscles formant le plan profond du triangle de Scarpa. Cette masse est constituée par le sac et par l'épiploon, tout cela fusionné et impossible à dissoudre.

Une fois cette masse libérée. M. Guillemain constate que son pédicule s'enfonce dans l'abdomen. Pour le dégager, il fend l'arcade crurale et la paroi abdominale sur une longueur de 2 à 3 travers de doigt et alors il s'aperçoit que le pédicule s'implante sur le cœcum et n'est autre que l'appendice renfermé dans la masse herniaire et perforé près de sa base.

L'appendice est réséqué près du cœcum. Suture à la soie forte par points en U des plans aponévrotiques sectionnés ; suture de de la peau aux crins de Florence.

Par prudence il est introduit un drain, allant dans l'abdomen et que l'on enlève le troisième jour.

Les suites opératoires furent bonnes.

Sur un cas de hernie inguino-scrotale double avec fistule cutanée appendiculaire droite chez un enfant de 28 mois, par le D L. Veslin (d'Evreux).

Séance du 23 Déc. 1896 (Soc. de chir.).

Un enfant de 28 mois est abandonné par ses parents à l'hôpital d'Evreux. On n'a malheureusement aucun renseignement sur ses antécédents.

Cet enfant est porteur d'une double hernie inguino-scrotale donnant à ses bourses le volume d'un très gros poing d'adulte.

La bourse droite est plus grosse que la gauche, et on remarque à sa partie supérieure une légère dépression occupée par un orifice rougeâtre induré, d'où s'échappe un liquide sanieux.

La hernie gauche est réductible, la droite ne l'est que partiellement, l'intestin rentré, on sent nettement partir du point rouge, induré, un cordon dur, du calibre d'une plume d'oie, se continuant dans le trajet herniaire. Le cathétérisme de ce trajet fistuleux ne peut être fait avec un fin stylet.

Le Dr Veslin porte très justement le diagnostic de « hernie du cœcum rendu irréductible par une adhérence de l'appendice, laquelle était due probablement à une appendicite ayant évolué dans le scrotum ».

Cure radicale du côté gauche, puis quinze jours plus tard, du côté droit.

L'opération vérifie complètement le diagnostic : le sac renferme une grande quantité d'intestin grêle, et profondément on arrive sur le cœcum rattaché au scrotum par le cordon appendiculaire adhérent et fistuleux. M. Veslin dégage l'appendice, le lie à sa base, le sectionne, le ferme par des sutures et rentre la hernie non sans quelque difficulté.

Les suites opératoires ont été bonnes, à part une légère suppuration superficielle. Résultat final excellent.

III. — FORME ENTÉROCÈLE ÉTRANGLÉE.

L'appendicite herniaire revêt les caractères de la hernie intestinale étranglée. Cette forme est rare, presque exceptionnelle lorsque l'appendice est seul contenu dans la hernie, moins rare lorsqu'il est accompagné du cœcum et surtout d'anses intestinales. Le début est brusque, l'évolution dramatique.

Au moment d'un effort, la hernie qui jusque-là rentrait facilement, devient irréductible, très douloureuse, augmente de volume ; en même temps, le malade éprouve un malaise général. Bientôt surviennent des coliques, de faux besoins d'aller à la garde-robe ; quelques nausées. Le médecin appelé trouve au niveau d'un orifice herniaire une tumeur dure, tendue, douloureuse. La douleur est diffuse, sans lieu d'élection. La dureté est considérable dès le début, tandis qu'elle ne l'est que plus tardivement dans la hernie étranglée. La percussion donne de la matité. La masse est généralement très grosse (citron, orange, poing, tête de fœtus). Le ventre est douloureux, un peu ballonné.

Des coliques sourdes apparaissent, deviennent bientôt vives et continues. A l'état nauséeux ont succédé des vomissements alimentaires, puis bilieux, abondants et répétés. Quelquefois ils semblent cesser : ce n'est là qu'une accalmie trompeuse et passagère.

Très rarement ils deviennent fécaloïdes. Il existe une constipation absolue qui ne cède à aucun purgatif. Le hoquet apparaît ; l'anxiété est marquée. Le malade, en proie à une faiblesse extrême, a les traits tirés, le nez pincé, les yeux excavés. Le pouls devient petit, filiforme, rapide, la respiration est anxieuse, la voix cassée ; la fièvre est rarement accusée, le plus souvent, il n'y en pas ou même on constate de l'hypothermie.

Telle est l'allure générale de cette forme. Le tableau est cependant rarement aussi sombre. Les vomissements fécaloïdes ne sont guère signalés que dans l'observation de Hue, déjà citée et dans celle de Pollosson, (thèse de Charnois, 94), que nous retrouverons au chapitre des formes associées. Il convient de remarquer que dans ces deux observations l'appendice était dans la hernie en compagnie d'anses de l'intestin grêle, et que peut-être son inflammation a été le point de départ d'un étranglement intestinal secondaire.

Nous voyons un tableau analogue légèrement atténué dans les observations de Polosson et de Mouchet, dans lesquelles l'appendice enflammé formait le seul contenu de la hernie. Mais il n'y a pas de vomissements fécaloïdes ; et dans l'observation de Polosson, les vomissements ne furent pas répétés.

Etranglement herniaire de l'appendice iléo-cœcal.

(Polosson). — *Lyon Médical*, 21 mai 1893.

A. F..., repasseuse, 37 ans, demeurant à Lyon, entrée le 21 août 1890, sort le 15 septembre 1900.

La malade a vu survenir à droite une petite tumeur dans la région crurale, il y a 5 ans. Elle n'a jamais porté de bandage. Elle avait eu avant la hernie deux enfants.

Il y a deux jours, sans efforts, elle vit la tumeur devenir tendue et volumineuse, elle eut des coliques et des envies de vomir. Le lendemain elle dut garder le lit, eut encore une selle ce jour-là, mais remarqua qu'elle ne pouvait plus faire de gaz.

Le troisième jour au matin, elle eut un vomissement et des hoquets. Le Dr Victor Morel appelé, diagnostiqua un étranglement herniaire et l'envoya à l'Hôtel-Dieu.

Le lendemain, à la visite, on trouve la malade avec facies grippé, pouls petit, se plaignant de coliques violentes, de nausées et n'ayant ni selles, ni évacuations gazeuses. On sent dans la région crurale une petite tumeur marronnée, tout à fait identique à la tumeur habituelle de la hernie crurale étranglée.

Opération. La malade anesthésiée, l'opération est conduite comme pour une hernie vulgaire. On trouve un sac on l'incise ; il renferme un liquide rougeâtre, abondant, et à l'intérieur, au lieu d'intestin ou d'épiploon, on trouve un cordon rougeâtre, long de cinq ou six centimètres, du volume du petit doigt, présentant l'aspect d'un pénis d'enfant en érection. Sur un point de sa circonférence, est un bourrelet graisseux, analogue aux appendices épiploïques du gros intestin. On débride l'anneau avec le bistouri de Cooper, on tire légèrement en dehors l'organe hernié, et l'on voit qu'à la partie étranglée, au bourrelet rouge, fait suite un cordon pâle du diamètre d'un porte-plume, c'est l'appendice iléo-cœcal.

On place une ligature au catgut à un centimètre au-dessus du point étranglé, on coupe au-dessous du fil, on réduit, on extirpe le sac (cure radicale) et on suture la peau.

Les suites de l'opération furent très simples et la malade sortit guérie le 15 septembre 1890.

Appendicite herniaire simulant un étranglement de l'intestin Kélotomie, résection de l'appendice, guérison

Par M. Mouchet (Sens).

M. P..., 70 ans, garde barrière, a toujours joui d'une bonne santé et a eu 10 enfants. Depuis quelques années, elle a remarqué dans l'aine droite, à de rares intervalles, une petite grosseur indolente qui rentrait facilement par la moindre pression. Elle n'a jamais porté de bandage.

Le 24 mai, sans efforts violents, elle ressent quelques coliques et s'aperçoit que la grosseur de l'aine est plus volumineuse et plus sensible qu'à l'ordinaire. Elle éprouve des nausées et se met spontanément à la diète. Le lendemain vomissements alimentaires et bilieux, coliques violentes et absence de gaz par l'anus. Les 26 et 27, même état, la femme P... ne veut pas se reposer et continue son service. Nous ne sommes appelés près d'elle que le lendemain matin, c'est-à-dire 4 jours après le début des accidents ; très grande faiblesse, facies abdominal très prononcé, hoquet persistant, vomissements, ballonnement du ventre ; les anses intestinales se dessinent sous la peau amaigrie, le ventre est douloureux, le pouls petit et fréquent ; T. 36°8. Dans la région vaginale droite existe une petite tumeur de la grosseur d'une noix, dure, rénitente et irréductible. Le diagnostic de hernie étranglée avec intestin probablement très altéré est fait sans hésitation. La malade, transportée à l'hôpital est opérée immédiatement après anesthésie à la cocaïne.

Kélotomie ordinaire, ouverture du sac. Dissociation des adhérences. On isole une petite tumeur dure, d'un rouge lie de vin, à surface lisse. L'anneau peu serré sur elle est incisé ; et impossibilité d'attirer l'organe hernié en dehors. En introduisant le doigt dans le trajet inguinal, on sent un cordon irrégulier, dur, qui ne peut pas être l'intestin, et en allant plus profondément, nous percevons une extrémité libre qui révèle l'appendice hernié et replié sur lui-même. L'appendice est long, tuméfié et perforé sur sa face supérieure. Appendicectomie totale. Suture. Mèche de gaze.

Les vomissements ont cessé immédiatement après l'opération. C'est le surlendemain seulement que la malade a rendu des gaz par l'anus et a eu des selles. Guérison.

Comme dans tous les cas d'appendicite herniaire publiés jusqu'à ce jour, le diagnostic de l'organe hernié n'a pas été fait. L'erreur était d'autant plus facile qu'avec la tumeur inguinale existait tous les signes d'un étranglement véritable : vomissements, absence de selles et de gaz par l'anus, facies grippé, ballonnement du ventre, etc. Depuis quelque temps l'appendice était hernié, sans qu'il survînt le moindre incident, à part quelques douleurs par suite de fatigue. Tout à coup on éclaté les signes de l'appendicite aiguë. L'étranglement n'a été que la conséquence de la tuméfaction énorme de l'appendice.

Les accidents observés ne lui étaient donc pas imputables ; seule l'appendicite survenue brusquement, dans des conditions déterminées, aura simulé l'étranglement intestinal.

On voit par ces observations que l'appendicite herniaire peut simuler de très près l'étranglement intestinal ; cependant il est rare que la similitude soit aussi complète ; dans la plupart des observations de ce genre on avait fait le diagnostic de pseudo-étranglement ou pincement latéral de l'intestin ; pseudo-étranglement car si les signes de la tumeur herniaire sont

bien ceux d'une hernie étranglée, si les vomissements sont
marqués, il ne sont pas fécaloïdes ; si la constipation est absolue ou peu s'en faut, les gaz continuent à passer : si l'atteinte
de l'état général est grave et menaçante, on trouve rarement
l'hypothermie, la rareté ou l'absence des urines, la voix cassée,
le refroidissement des extrémités, qui accompagnent d'une
façon presque constante l'étranglement intestinal. Et encore
faut-il remarquer que ces cas de péritonite herniaire grave se
voient presque toujours, lorsque l'appendice est accompagné
du cœcum et d'anses intestinales. Tel est le cas des observations de Baillet, Schwarz, Témoin. L'appendice était seul dans
l'observation de Naquet.

**Inflammation d'un appendice hernié chez un enfant de treize mois.
Symptôm‹ s d'étranglement. Ablation de l'appendice et cure de la
hernie vingt et une heures après le début des accidents. Guérison.**

*Par M. le Docteur Baillet (d'Orléans). Rapport par M. Walther.
(Soc. de chirurgie. 23 décembre 1903).*

Jeune garçon âgé de treize mois, nourri au sein, bien portant
jusque-là ; enfant de cultivateurs. Dès sa naissance on a constaté
l'existence d'une hernie inguinale droite, volumineuse, réductible ;
elle se maintenait même habituellement réduite, mais sortait facilement et déjà plusieurs fois elle n'a pu rentrer spontanément ;
mais la mère avertie par les cris de l'enfant la réduisait immédiatement et facilement. L'enfant s'élève bien, se nourrit bien ; il est
élevé au sein et par sa mère.

Le 6 octobre à 6 heures du soir, l'enfant s'étant mis à crier, la
mère regarde et s'aperçoit que la hernie est sortie ; elle tente de
la rentrer, mais n'y peut pas parvenir ; bientôt apparaissent des
phénomènes d'étranglement : vomissements fréquents, abondants,
qui ont continué jusqu'au moment de l'opération ; suppression des
évacuations intestinales, ballonnement du ventre.

La mère conduit dans la nuit son enfant au Dr Coulon de Tigy,
qui essaie de réduire la hernie et n'y peut parvenir ; il conseille de
me l'amener afin qu'il soit opéré. On me l'amène le lendemain
matin ; il arrive vers onze heures après avoir fait un trajet de
40 kilomètres environ. Aux symptômes que j'ai signalés je dois
ajouter la petitesse et la fréquence du pouls (difficile à déterminer chez un enfant de cet âge), les cris continuels, les vomissement

Jacquemin   5

incessants et la pâleur du petit malade. A la région inguinale existe une tuméfaction que je n'hésite pas à considérer comme une hernie étranglée, je remarque qu'elle ne présente pas une grande tension ; j'estime que des tentatives de réduction ayant été faites par le médecin, il n'y a pas lieu d'en faire de nouvelles. L'opération a été faite le 7 octobre à 3 heures du soir, par conséquent vingt et une heures après le début.

L'enfant est endormi au chloroforme. Incision haute.

Le sac ouvert, il s'écoule un peu de liquide, mais il est clair, citrin ; et d'autre part, l'intestin un peu congestionné, n'a pas la teinte rouge violacée qu'il présente dans le cas d'étranglement (la facilité de la réduction sans débridement a ultérieurement montré qu'en effet il n'y avait pas d'étranglement).

Je m'aperçois que l'anse herniée est constituée par la terminaison de l'iléon et une partie du cœcum, mais on ne voit pas l'appendice dans l'angle formé par les deux segments intestinaux, on aperçoit un gros ganglion ; l'idée d'appendicite se présente alors à l'esprit. En relevant un peu le cœcum on trouve facilement l'appendice ; il est accollé au cœcum par des adhérences molles ; il est rectiligne, turgide, relativement volumineux et long pour un enfant de cet âge ; il est manifestement enflammé. Il est dès lors évident qu'il s'agit non d'un étranglement herniaire, mais de l'inflammation aiguë d'un appendice hernié.

L'ablation de l'appendice, très facile a faire, à été suivie de la cure radicale de la hernie.

Suites opératoires :

7 octobre. — Encore deux vomissements dans la soirée. Température 36º8. L'aspect du visage est mauvais. Injection de 20 centimètres cubes de sérum.

8 octobre. — La nuit a été agitée, plusieurs vomissements, mais émission de gaz abondants et de matières. L'enfant a tété pendant la nuit.

11 heures. — L'enfant dort ; son aspect est bon ; il tette assez régulièrement et ne vomit plus.

6 heures.—Paraît bien, a dormi, tette bien, pas de vomissements. Une deuxième selle et émission de gaz en quantité énorme. Température : matin, 37º 6 ; soir, 38 º,

9 octobre et jours suivants. — L'enfant continue à aller très bien ; il est ramené chez lui le 12 octobre.

Appendice perforé dans une hernie scrotale.

Schwarz. Centralblatt für Chirurg. N° 28. Année 1898.

Un malade de 45 ans, reçut, il y a 28 ans, avec un morceau de fer, un coup dans la région inguinale droite, d'où formation de hernie.

Il y a 3 ans, il se montra une hernie gauche qui s'étrangla et s'accrut jusqu'à prendre la grosseur d'une tête d'enfant.

Le patient vomit une fois ; pendant 3 jours aucune selle et *aucun gaz* ; le quatrième il se produisit une légère selle et quelques gaz, pour *s'arrêter de nouveau.*

Dans la kélotomie faite le sixième jour on trouva comme contenu de la hernie gauche une partie de l'iléon et du côlon ascendant, ainsi que le cœcum et l'appendice perforé.

Résection de l'appendice, l'intestin fut laissé en dehors de la cavité abdominale; après 16 jours reposition et opération radicale.

L'auteur prétend que dans ce cas il s'agit d'une apendicite primitive, et que l'étranglement se produisit secondairement par le gonflement inflammatoire.

Hernie inguinale droite. Appendice tuméfié, volumineux avec fausses membranes. Résection. Cure radicale de la hernie. Guérison.

(Dr *Témoin*, de Bourges, *Journal de médecine interne,*
15 septembre 1904).

Un enfant de 8 mois est pris de douleurs vives et a des vomissements dans la soirée du 11 mars ; son ventre se ballonne et le moindre attouchement exagère sa souffrance ; dix ou douze heures après le début des douleurs et des cris, les parents remarquent que leur enfant a une hernie inguinale droite, descendant jusque dans les bourses ; ils affirment qu'auparavant ils n'avaient jamais vu la moindre grosseur dans l'aine de ce bébé.

Le 12 mars, après de vaines tentatives de réduction, l'enfant est envoyé au Dr Témoin (de Bourges) qui est frappé par le volume de la hernie (grosse comme le poing), par sa tension extrême, par son tympanisme et la coloration bronzée de sa peau.

Le 13 mars, intervention après inutile application de compresses froides et vaine tentative de réduction.

L'incision donne issue à une sérosité sanguinolente, et, dans le sac ouvert, on trouve « un liquide brunâtre, très spécial, analogue au liquide de la péritonite commençante ». L'appendice qui est tuméfié, volumineux, entouré de fausses membranes récentes est

accolé au cœcum qui forme la hernie. On le libère et on le sectionne
le cœcum est difficilement réduit (il faut prolonger très haut l'incision) et l'opération se termine comme dans la cure radicale de
la hernie simple.

« La fièvre tomba et l'enfant repartait dix jours après ».

**Hernie crurale appendiculaire. — Etranglement. — Résection de
l'appendice. — Guérison.**

(Naquet. Thèse de Paris, 1900).

J. A..., blanchisseuse, 29 ans, entre à l'hôpital pour une tumeur
peu volumineuse, très douloureuse, siégeant du côté droit, au niveau de la racine de la cuisse.

La malade raconte qu'elle avait constaté depuis de longues années l'existence de cette tumeur, mais n'en souffrant aucunement,
elle n'y avait pas accordé d'attention. Le samedi soir, en rentrant
de son travail elle a été prise de coliques très violentes suivies
bientôt de vomissements alimentaires, puis bilieux. La tumeur avait
augmenté légèrement de volume et était extrêmement douloureuse
à la palpation.

La malade rentre à l'hôpital le lendemain matin. La constipation est absolue, *mais les gaz continuent à passer.* Le pouls est
petit et accéléré, le ventre ballonné, le facies grippé. En présence
de ces symptômes on conclut à une épiplocèle étranglée et la kélotomie est pratiquée d'urgence. A l'ouverture du sac, on tombe sur
un appendice très long étranglé au niveau du bord libre du ligament de Gimbernat. Il y avait un sillon d'étranglement net. On
pose une ligature à la base de l'appendice et on le sectionne au
thermocautère. Le moignon est encapuchonné suivant le procédé
de Mickulicz. Les suites furent excellentes, la malade sortit de
l'hôpital le quinzième jour.

L'appendice examiné mesurait une longueur de 16 centimètres.
La cavité était dilatée, mais ne renfermait aucun corps étranger. Il
n'y avait pas menace de perforation, mais la stricture était très
étroite et la malade a certainement retiré un très grand benéfice
de la rapidité de l'intervention ».

L'appendicite herniaire affecte donc exceptionnellement l'allure franche de l'entérocèle étranglée, presque toujours
elle simule le pseudo-étranglement. C'est l'erreur dans laquelle tombent le plus volontiers les opérateurs.

IV. — FORME ÉPIPLOCÈLE RÉDUCTIBLE OU IRRÉDUCTIBLE.

Cette forme est constituée par l'appendicite chronique herniaire. Nous avons déjà vu la fréquence de la hernie appendiculaire ; pendant notre année d'internat à la Pitié nous en avons observé dans le service de notre chef, M. le Dr Walther deux cas, dont un a été opéré par notre collègue Klein : nous avons vu opérer deux autres cas, dans le service de M. le Professeur Terrier, l'un par notre collègue Bréchot, l'autre par notre collègue Lecène. Dans ces 4 cas, il s'agissait d'appendice en milieu herniaire. L'examen histologique des appendices dans les deux cas du service de M. Walther, a montré qu'ils étaient atteints d'inflammation chronique. Cependant les observations publiées d'appendicite chronique herniaire sont très rares en raison de l'allure effacée de cette affection.

C'est le plus souvent une découverte opératoire ; les troubles déterminés par l'appendicite chronique sont attribués à la hernie ; on néglige l'examen histologique de l'appendice que souvent l'on considère comme sain, parce qu'aucun des phénomènes inflammatoires aigus n'a attiré l'attention de ce côté.

Si cependant on interrogeait le malade, on apprendrait que de temps à autre sa hernie était le siège de petites crises douloureuses durant à peine quelques minutes, et qu'elle présentait un point particulièrement sensible à la pression, dont il s'était aperçu en la réduisant avant d'appliquer son bandage. Dans notre observation nous avions été frappé de ce fait que la petite portion irréductible de la hernie était d'une sensibilité toute spéciale, mais n'avions nullement pensé à la possibilité d'un appendice adhérent. En mettant le malade en relâchement musculaire complet, nous avions eu une sensation de cordon que nous avions pris pour une bride épiploïque.

Généralement chez ces appendiculaires chroniques la langue est saburrale, les digestions difficiles, notamment pour certains aliments ; les embarras gastriques ne sont pas rares.

Le facies est jaunâtre, subictérique ; les malades se lèvent déjà fatigués, ont une lassitude marquée après le moindre effort ; le caractère change ; il devient nerveux, irascible ; on attribue ces troubles à la hernie et après l'opération on est tout surpris de voir qu'ils étaient le fait d'une appendicite chronique herniaire ou plutôt en milieu herniaire.

Localement la tumeur présente tous les caractères de l'épiplocèle ou de l'entérocèle, réductible ou irrréductible. Mais il convient d'insister sur ce fait que presque toujours en un point la sensibilité est très vive : le facies trahit une sensation de souffrance et le malade fait un mouvement de défense lorsqu'on presse à ce niveau.

Dans notre cas la hernie était réductible en partie seulement, l'appendice était adhérent à la paroi du sac, cas fréquent ainsi que l'indique Berger dans le Traité de Chirurgie. « Bien plus souvent l'appendice contenu dans la hernie se trouve rattaché soit aux parois du sac, soit à l'épiploon qui le recouvre par des adhérences inflammatoires anciennes qui créent de réelles difficultés dans le traitement de cette variété de hernies ».

La hernie est volumineuse en général car il s'agit dans la majorité des cas d'apppendicite chronique en milieu herniaire. L'appendice est accompagné de cœcum, d'épiploon, d'anses intestinales grêles.

Mais dans les cas ou la hernie est constituée par l'appendice seul, il n'existe qu'une nodosité à peine perceptible. Tels les deux malades de Lévy. De même dans l'observation de Thiéry, la petite tumeur dure trouvée 8 mois avant l'observation des accidents aigus avait été prise pour un ganglion.

Notre observation a trait à une appendicite chronique en milieu herniaire ; celle de Renaut à une appendicite herniaire pure.

Appendice chronique en milieu herniaire. Opération. Guérison.

(Observation personnelle).

B..., âgé de 28 ans, mouleur, de nationalité suisse, entre le 3 avril 1905 à la Pitié, salle Broca, dans le service de mon chef,

M. le docteur Walther, pour se faire opérer d'une hernie inguinale droite récidivée.

Antécédents héréditaires. — Parents bien portants. Pas de hernieux dans la famille.

Antécédents personnels. — Le malade ne se rappelle pas du moment d'apparition de sa hernie qui remontait à l'enfance. Cette hernie avait tous les caractères d'une hernie congénitale et descendait jusque dans les parties (scrotum). Elle se réduisait facilement ; comme elle ne déterminait que des petites coliques passagères et un peu de fatigue dans les reins, le malade ne portait pas de bandage.

En 1896, il y a 9 ans, il éprouve tout à coup une douleur violente au niveau de la hernie, qui devient dure, très sensible, irréductible. Douleurs intolérables. Pas de vomissement. On le transporte immédiatement à l'hôpital de Zürich ; grands bains. Opération le jour même, six heures après le début des accidents. Au bout de 8 jours, ablation du drain et des crins ; dans l'intervalle pas de pansement. Sortie au 27e jour. Il n'y eut pas de suppuration.

Après l'opération, le malade ne porta aucun bandage de contention ; deux ans plus tard, la hernie reparaît petit à petit, mais le malade ne veut pas porter de bandage. Son volume augmente de plus en plus ; trois ans après elle atteignait le volume du poing. Depuis 1902, le malade a été sujet à plusieurs indigestions sans caractère bien défini. D'une façon générale ses digestions sont difficiles, il a remarqué que notamment il était incapable d'assimiler la charcuterie, mais ses remarques n'ont pas été plus approfondies ; il appartient à un milieu ouvrier où en général on s'observe peu. Son facies est subictérique et on note un certain degré de congestion hépatique. Il a souvent la langue amère, est sujet à la constipation. Après la digestion il est inapte au travail et éprouve une lassitude générale. La hernie rentrait assez bien surtout après le bain, mais la dernière partie était sensible à la pression et même douloureuse. Spontanément il éprouvait une gêne, des tiraillements, parfois même des douleurs dans sa hernie.

À son entrée à l'hôpital, on constate une hernie inguinale droite récidivée, du volume du poing. La cicatrice de la précédente opération mesure 15 cent. environ. Cette hernie rentre assez bien mais non en totalité. La dernière portion est douloureuse.

C'est une douleur limitée, et qui est provoquée même par une pression douce ; elle détermine une défense immédiate, elle persiste quelques instants après la pression qui l'a provoquée. La portion irréductible de la hernie donne une sensation de gros cordon qui est pris pour une adhérence épiploïque.

Testicules et cordon normaux. Anneau très large. La hernie est funiculaire et descend moins bas que lors de la première opération.

Opération le 11 avril, pavillon Gerdy. Chloroforme. Nous pratiquons une incision de 10 cent, environ au niveau de l'ancienne cicatrice dans sa partie supérieure. Dissection des plans fibreux sous-cutanés. Isolement du sac. Ouverture : en dedans on trouve la vessie herniée par glissement, et en dehors l'appendice adhérent à la paroi du sac. Libération de l'appendice ; ligature du méso, puis de l'appendice au catgut ; section au thermocautère. Encapuchonnement. mais pas d'enfouissement. Ligature du sac par un sujet au catgut fin. Réfection de la paroi postérieure par quatre points de Bassini au catgut fort, deux points de catgut sur la paroi antérieure. Crins sur la peau. Pas de drain.

L'appendice est long de 12 cent environ, renflé à son extrémité. L'incision de sa cavité laisse sourdre une certaine quantité de muco-pus. Après lavage, on constate des zones tuméfiées, noirâtres, paraissant être le siège d'une folliculite marquée, et ailleurs des zones ulcérées.

L'examen microscopique et bactériologique a été fait par notre collègue et ami Beaujard, chef de laboratoire du service.

Description microscopique.

1° Coupes au niveau des points non ulcérés.

La muqueuse présente une diminution considérable des invaginations glandulaires. le revêtement épithélial est assez bien conservé ; en certains points les glandes ont complètement disparu et l'épithélium forme une couche linéaire ; presque toutes les cellules sont des cellules muqueuses caliciformes.

Le chorion est infiltré de cellules embryonnaires ; les follicules très hypertrophiés, sont remplis de globules blancs, les uns nettement lymphocytiques, les autres rappelant par leur forme l'aspect des macrophages. Le centre de certains follicules est rempli de globules rouges formant une mosaïque interrompue par quelques lymphocytes (f. hémorragique). Certains follicules effondrent par leur sommet le revêtement épithélial et s'ouvrent dans la cavité de l'appendice ; par la coloration au bleu de Unna on y voit de nombreux cocci et bacilles.

Dans la sous-muqueuse on trouve une certaine infiltration de cellules jeunes, les vaisseaux sont dilatés et renferment une notable quantité de polynucléaires.

La musculeuse est sensiblement normale.

La séreuse manque par places, en d'autres points on trouve sous la musculeuse une couche conjonctive parsemée de gros capillaires qu'entourent des cellules embryonnaires et que limite un exsudat fibrineux.

2° Coupes au niveau des points ulcérés.

La muqueuse n'est plus représentée que par quelques culs-de-sac intercalés aux follicules.

Les follicules ont des limites peu nettes, ils sont largement ouverts dans la cavité de l'appendice.

La musculeuse est réduite de volume. les fibres, en sont dissociés par l'infiltration des cellules inflammatoires et présentent souvent des lésions de dégénérescence.

Les capillaires sont dilatés partout, thrombosés par endroits (Cavités remplies de polynucléaires).

L'examen du pus montre à côté de nombreux polynucléaires l'existence des formes microbiennes suivantes :

1° Bacilles de 3 à 4 μ. de longueur ne prenant pas le Gram.

2° Cocci en chaînettes à grains très irréguliers, prenant irrégulièrement le Gram.

3° Cocci en grappes prenant bien le Gram.

Des cultures sur bouillon et gélose nous ont permis d'isoler ces trois formes de microbes qui nous paraissent devoir être identifiées au coli-bacille à l'entérocoque de Thiércalin et au straphylocoque blanc.

Suites opératoires normales, réunion par première intention. 1er et 2e jour, T. normale. Les 3e et 4e jours qui suivent l'opération la T. rectale est montée à 37° 8 et 38° le soir, puis s'est maintenue aux environs de 37° pendant les jours suivants.

Le malade n'a pas été purgé, mais a eu le troisième jour un lavement qui a déterminé une évacuation abondante. Il note avec satisfaction que grâce à son bandage serré il n'éprouve pas au niveau de sa plaie les douleurs post-opératoires qu'il avait eues en Suisse, où on ne maintenait le pansement que par quelques tours de bandes de toile.

Le 11e jour de l'opération, 22 avril 1905, le malade est pris au milieu de la nuit de troubles digestifs aigus, vomissements très abondants, verdâtres, avec douleurs au creux épigastrique, mais sans T. Le malade qui jusque-là n'avait eu que du lait et thé léger, avait pris la veille un potage et de la purée. Le matin un lavage d'estomac fit disparaître tous ces troubles ; sauf cet épisode, la convalescence s'est poursuivie normalement, et le malade est sorti dans les délais habituels avec un bandage comme il est d'usage dans le service d'en faire porter pendant quelque temps aux opérés.

(Appendicite à forme épiplocèle).

Service du médecin principal Renaut, de Nantes In thèse Denis.
Paris 1904.

L... Allain, 21 ans, couvreur, militaire depuis 6 mois, entre le 11 mars 1903 à l'hôpital de Nantes, salle I, pour se faire opérer d'une hernie inguinale droite.

Son père est mort de tuberculose et sa mère aussi. Son frère est bien portant.

Lui-même n'a jamais été souffrant jusqu'à cette époque, depuis quelques jours il est sujet à des coliques abdominales du côté droit; il a des diarrhées fréquentes.

Il porte sa hernie depuis l'âge de 4 ans, elle est devenue douloureuse à la suite des fatigues du métier et à la fin de la journée du 10 mars elle atteignait le volume d'un œuf de poule.

Examen. — Hernie inguinale droite descendant jusqu'à l'orifice inguinal externe, irréductible, mate à la percussion, douloureuse au palper.

Rien de particulier du côté du cœur et du poumon.

Une intervention est décidée pour le 16 mars.

Opération. — M. Renaut procède sous chloroforme à l'ouverture du canal inguinal : on trouve un sac mince, très adhérent aux éléments du cordon qui sont dissociés. L'ouverture du sac nous met en présence d'un appendice augmenté de volume, très vascularisé, adhérent à la paroi interne du sac. Les adhérences sont faciles à rompre. A la base de l'appendice on rencontre des tractus qui sont au contraire difficiles à déchirer et qui forment entre l'appendice et le cœcum un véritable diaphragme.

Le cœcum est rouge et vient s'appliquer à l'orifice interne du canal inguinal. Résection de l'appendice au thermocautère. Sutures à la soie. Résection du sac herniaire. Restauration de la paroi antérieure du canal inguinal à la soie. Sutures superficielles aux crins de Florence.

17 mars. — Bon réveil. Vomissements.

Suites opératoires normales. Le malade souffre un peu dans le bas ventre, à droite. Pas de température.

26. — Ablation des fils. Réunion par première intention. L'examen histologique de l'appendice révèle la présence du colibacille.

Il est donc nécessaire de s'inquiéter du passé abdominal et des antécédents digestifs des herniaires. Guinard a insisté sur ce point dans la séance du 7 mai 1902 de la Soc. de chirurgie. « Il s'agit de malades qui portent depuis longtemps une hernie à droite pour laquelle ils n'ont jamais voulu se faire opérer ; ils viennent trouver le chirurgien parce qu'ils ont des douleurs dans la région herniaire, et ils attribuent ces douleurs à la hernie. Si le chirurgien né pousse pas son interrogatoire du côté des symptômes abdominaux, il se borne à faire la cure de la hernie, et le malade continue après l'opération à souffrir de son appendicite chronique qui était seule en cause ». A plus forte raison quand l'appendice est contenu dans la hernie.

Guinard rapporte avoir vu trois semaines avant, un malade qui demandait à être débarrassé d'une hernie inguinale droite dont il souffrait depuis quelque temps. Ayant fait remarquer à ses élèves qu'en pareil cas il fallait toujours interroger le malade sur son passé appendiculaire, il apprit qu'en effet, trois ans avant, celui-ci avait été soigné pour une crise aiguë d'appendicite. L'opération montra que la hernie contenait un appendice malade, oblitéré sur 2 cm. de son extrémité (terminale), ce qui indiquait manifestement la présence d'une appendicite chronique.

V.— FORME A CRISES DOULOUREUSES INTERMITTENTES

APPENDICITE A RÉPÉTITION

On a décrit une forme d'appendicite abdominale à répétition, communément appelée à récidives, (mauvaise terminologie, qui suppose l'intégrité absolue de l'appendice entre les crises) : on trouve, en milieu herniaire, une forme clinique caractérisée par une évolution identique.

Un malade fait une appendicite herniaire d'intensité variable, qui spontanément se calme et guérit ; on ne l'opère pas ; mais au bout de semaines ou de mois, survient une nouvelle crise appendiculaire. Un certain nombre peuvent ainsi se succéder à des intervalles variables. Mais tandis que dans l'abdomen ces attaques conservent une bénignité relative et tendent rarement à une gravité progressivement croissante, il n'en est pas de même dans une hernie ; il semble que celle-ci constitue pour l'appendice un foyer constant d'irritation, qui augmente de plus en plus la violence des poussées aiguës. L'appendice enflammé pourra même former pour l'intestin un agent d'étranglement absolu ; tel le cas de Hue, dans lequel apparurent des vomissements fécaloïdes.

Nous n'avons pu relever que deux observations d'appendicite herniaire à répétition.

Hernie inguinale droite, irréductible. Appendice volumineux adhérent au sac ; présence de calculs stercoraux. Résection. Guérison.

Dr Témoin.

Un enfant de trois ans, portant une hernie depuis sa naissance, est pris assez souvent, depuis une année, subitement de douleurs violentes avec vomissements et la hernie, dans ce moment, gonfle; puis tout se calme après un temps qui a été, une ou deux fois de plus de 24 heures.

Le 12 septembre, il est amené dans le service du Dr Témoin avec une hernie inguinale droite, à peu près irréductible.

Le 13, il a une crise violente accompagnée de fièvre.

Le 15 septembre, intervention. Dans le sac, se trouve le cœcum distendu et l'appendice assez volumineux replié en crosse et adhérent au sac. L'appendice est enlevé. La partie coudée et adhérente contient deux calculs stercoraux.

Dans ce cas, chaque fois que l'enfant souffrait, c'était par colique appendiculaire et non par suite de l'engouement intestinal ; tout au contraire, l'angouement était une conséquence de l'appendicite qui déterminait une paralysie localisée à l'anse herniée.

Hernie crurale constituée en partie par l'appendice cœcal sphacélé. Appendicectomie. Guérison

(*Dr François Hue*). *Normandie médicale*, 1er *janvier* 1903.

J'ai été appelé à opérer, il y a dix jours, dans mon service d'hôpital, une femme de 68 ans qui présentait les phénomènes de l'étranglement d'une hernie crurale classique depuis 4 jours 1/2. Elle nous arrivait de la campagne après plusieurs péripéties, présentant depuis la veille des vomissements fécaloïdes. Sa hernie formait la petite tumeur marronnée habituelle. Elle racontait qu'elle en était atteinte depuis deux ans et que de temps à autre, cette hernie était le siège de crises douloureuses qui duraient depuis quelques heures jusqu'à un jour ou ou deux, nécessitant parfois le séjour au lit.

Je m'attendais à trouver l'intestin en mauvais état, aussi ne fus-je pas surpris de tomber sur un sac verdâtre contenant un exsudat gelée de groseilles et au-dessous ce que je pris pour l'intestin, à demi-flasque, entièrement sphacélé avec odeur gangréneuse typique. C'était bien l'aspect de l'intestin avec le volume du doigt. Cependant, quand tout fut bien nettoyé, je n'arrivai pas à un collet nettement défini. J'étais gêné en dedans par une tuméfaction que recouvrait un mince feuillet séreux. Ce feuillet percé, je trouvai que cette petite tumeur interne, était l'intestin hernié, sans aucune erreur possible, un peu congestionné simplement. En le suivant en dedans, on arrivait facilement au collet et au ligament de Gimbernat.

Après débridement, l'intestin, facilement attiré au dehors, montrait un sillon de striction sans sphacèle. Après nettoyage, il fut réduit sans difficulté.

Restait cette anse externe sphacélée, découverte en premier lieu, qui ne pouvait guère être que l'appendice cœcal. En effet, en tirant sur son pédicule, on amenait un bout d'appendice normal d'environ 3 centimètres et on apercevait le cœcum attiré dans l'abdomen contre l'anneau.

Je terminai l'opération par une appendicectomie pratiquée sur cette partie saine et il fut facile d'enlever le reste de l'organe long de 8 centimètres dont le méso se confondait avec la paroi externe du sac herniaire. L'appendice constituait donc le contenu de la hernie depuis le début, il y a deux ans et c'est bien lui qui donnait lieu à ces crises douloureuses signalées par la malade.

Puis, pour la production des accidents actuels, l'intestin grêle était venu s'étrangler dans le refuge de l'appendice, formant un coin qui avait interrompu la circulation dans toute l'extrémité appendiculaire herniée, d'où sphacèle.

Les suites furent simples et favorables.

Ces cas sont donc d'une grande rareté puisque la littérature médicale n'en renferme que deux. Mais assez souvent si on interroge le malade atteint d'appendicite herniaire sur son passé abdominal, on notera des crises douloureuses qui ont tous les caractères d'une crise appendiculaire abdominale antécédente. Ces cas sont assez fréquents, et nous n'en voulons pour preuve que les observations de Gosset et de Guinard, que nous avons eu déjà l'occasion de citer dans le cours de cette étude. L'appendicite abdominale a précédé dans ses manifestations cliniques l'appendicite herniaire.

VI. — FORME HERNIE APPENDICULAIRE ENKYSTÉE.

Cette forme constitue une curiosité pathologique ; nous n'en avons relevé qu'un seul cas.

Dans cette observation il s'agit d'un kyste sacculaire résultant d'une péritonite adhésive et limitant en avant de l'appendice une loge contenant du liquide. En arrière de cette loge était l'appendice cœcal relié à la paroi du sac par son méso.

Observation de hernie crurale appendiculaire enkystée

Demoulin, Soc. de Chirurgie, 28 Nov. 1900.

« La pièce a été recueillie sur une femme de cinquante-sept ans, opérée avec succès, il y a une quinzaine de jours, pour une volumineuse tumeur liquide de l'aine droite, dont le début remonte à 19 ans. Cette tumeur ovoïde avait son grand axe transversal mesurant 20 cm., parallèle aux plis de l'aine ; l'axe vertical avait seulement 12 cm. Elle présentait à sa partie supérieure un large pédicule, se dirigeant vers l'entonnoir crural. On aurait dit une grosse hydrocèle scrotale, à parois inégalement résistantes transplantée dans l'aine d'une femme.

Cette tumeur avait été ponctionnée deux fois depuis 7 ans : chaque ponction avait donné issue à 800 grammes environ de liquide citrin.

Le diagnostic porté fut : *Kyste sacculaire crural.* La tumeur recouverte d'une peau mince, non adhérente, fut facilement disséquée jusqu'à son pédicule cylindrique, large, de 2 centim. environ et qui s'enfonçait sous l'arcade crurale en dedans des vaisseaux fémoraux.

La section de ce pédicule, tendu par traction sur la tumeur fut faite prudemment, à petits coups de bistouri. A peine la partie antérieure de ce pédicule était elle ouverte que le cœcum faisait hernie dans la plaie, ce qui était dû à une traction exercée sur l'appendice cœcal, qui faisait saillie dans le pédicule creux de la tumeur. Résection de l'appendice à sa base, après ligature à la soie, cautérisation ignée du moignon, fermeture du pédicule par deux points de suture à la soie. Guérison par première intention. La tumeur est examinée après l'opération. Fendue dans son axe vertical, elle laisse écouler 700 gr. environ de liquide séro-sanguinolent ; ce liquide est contenu dans un premier sac, dont les parois épaissies en certains points, fibreuses, mesurent environ 5 millimètres d'épaisseur, tandis que dans d'autres endroits, elle sont aussi minces qu'une pelure d'oignon.

Ce qui fait l'intérêt de cette pièce, dit Demoulin, c'est la présence, dans l'intérieur du sac herniaire kystique ouvert, d'un second sac chargé de graisse, surtout vers le fond, plongeant dans le liquide que contenait le premier sac.

Le deuxième sac ne renferme pas de liquide, ne communique pas avec le premier. Il contient l'appendice cœcal, pâle, décoloré mais de dimensions normales : il est relié à la paroi du sac par un méso bien développé. Il n'y a pas trace de péritonite dans le sac, et l'appendice, à part son aspect anémique, ne présente pas de lésions appréciables à l'œil nu.

Il s'agit, en somme, ici, d'une variété de hernie enkystée « hernie dans laquelle se trouve, en avant du sac herniaire, une cavité renfermant un épanchement séreux plus ou moins abondant et qui ne communique pas avec la cavité du sac herniaire » (Berger). Cette cavité est formée, dans notre cas, par un ancien sac herniaire déshabité, devenu kystique, par un kyste sacculaire, selon l'expression de Duplay, et dans ce kyste sacculaire a pénétré une seconde hernie survenue après la première.

Il s'agit donc bien d'une hernie crurale appendiculaire enkystée.

VII. — FORMES ASSOCIÉES

Nous avons successivement décrit les différentes formes que l'appendicite pouvait simuler en milieu herniaire : l'épiploïte herniaire, le phlegmon herniaire avec ou sans fistule, l'entérocèle étranglée, l'épiplocèle simple ou irréductible, la hernie à crises douloureuses intermittentes. Nous avons même cité, pour être complet, la hernie appendiculaire avec kyste sacculaire. Mais cette description théorique est faite pour la commodité de la description. En clinique on rencontre assez souvent ces formes associées ou se succédant chronologiquement. C'est ainsi que l'appendicite herniaire chronique précède habituellement la crise aiguë. Faut-il rappeler l'observation de Potherat où l'appendicite herniaire devient le point de départ d'un plastron abdominal, d'un phlegmon suppuré iliaque qui entraîne la mort par hecticité. Dans l'observation d'Osty la malade avant l'évolution de son phlegmon herniaire présentait depuis longtemps une « petite noix » légèrement sensible dans l'aine ; un an auparavant elle avait présenté pendant 5 à 6 jours des phénomènes d'épiploïte à ce niveau qui étaient la traduction d'un état inflammatoire subaigu de l'appendice hernié. Le malade de Hue avait une appendicite herniaire qui évolua successivement sous les apparences de crises douloureuses à répétition et de l'entérocèle étranglée.

On peut constater également, le développement parallèle de phénomènes d'ordre local et de phénomènes d'ordre général, c'est-à-dire l'association de la forme phlegmoneuse à la forme entérocèle étranglée. Telle est l'observation de Pollosson, in thèse Charnois. Lyon 94.

D..., âgé de 67 ans, porte depuis plusieurs années une hernie inguinale droite du volume du poing. Brusquement la tumeur devient volumineuse, douloureuse et irréductible ; pas de phénomènes aigus d'étranglement. Entrée du malade à l'hôpital le 8 avril. Tumeur herniaire énorme, modérément tendue, douloureuse. Pas d'arrêt des matières fécales.

Le 15 avril. Vomissements. Apparition de douleurs abdominales. Néanmoins pas d'arrêt des matières. Etat général non inquiétant. Le scrotum est rouge, chaud et phlegmoneux (*forme phlegmoneuse*).

Le 16 avril, aggravation subite et marquée. Vomissements fécaloïdes (*forme entérocèle étranglée*).

Intervention. — On constate d'une part une hernie de l'intestin grêle, cœcum et côlon, et l'insertion intestinale de l'appendice ; d'autre part la partie terminale de l'appendice ulcéré et presque sectionnée plongeant dans une cavité suppurée extra-sacculaire.

Anus contre nature en raison de l'état de l'intestin. Mort.

DIAGNOSTIC

Le diagnostic est en général très épineux parce qu'il n'y a
pas de signes positifs de l'appendicite herniaire, et que sa
physionomie clinique se présente sous les aspects très variés
soit d'une entéro-épiplocèle simple ou irréductible, soit d'une
épiploïte herniaire, soit d'un phlegmon herniaire, soit d'une
entérocèle étranglée. Aussi la possibilité en a-t-elle été niée
par un certain nombre d'auteurs. Fleischl, Jackle, Brieger,
contestent absolument qu'on puisse le poser. Pour Polosson « le diagnostic de l'étranglement de l'appendice iléo-cœcal
est en l'état actuel impossible. On le confond tantôt avec
l'étranglement intestinal, comme dans notre première observation, tantôt avec l'épiplocèle étranglée, comme dans la seconde.

Il est extrêmement difficile pour deux raisons : d'abord
l'évolution de l'appendicite ne se fait pas en son siège habi-
tuel, normal, et on connaît les difficultés que le diagnostic présente dans les variétés d'appendicite gauches, ombilicales, sous-
hépatiques, pelviennes, etc. Ensuite l'évolution de cette appendicite de siège anormal va se faire dans un milieu, la hernie,
où habituellement évoluent des *accidents analogues* cliniquement
et dus à une *toute autre cause*. Ce diagnostic pourra être
quelquefois soupçonné, mais bien rarement affirmé. Dans une
observation citée l'appendice a pu être directement senti par
la main à travers l'épaisseur de la peau et du sac. Trèves fit
le diagnostic de hernie étranglée de l'appendice dans un sac
inguinal après avoir constaté à travers la peau la présence
anormale du cœcum et de l'appendice. Il en sera de même,
dans les cas où le malade arrive porteur d'une fistule her-

niaire que l'on peut explorer et qui laisse passer des concrétions stercorales. Mais ces cas sont exceptionnels.

Un excellent élément de diagnostic peut être fourni quelquefois par le passé pathologique du malade. Le fait pour une hernie d'avoir présenté des crises douloureuses, brusques, avec rougeur, tension, gonflement, plusieurs mois auparavant, suivies de guérison complète dans l'intervalle, doit faire pressentir l'appendicite ; de même, lorsqu'une hernie pseudo-étranglée ou une épiploïte d'allures bizarres évolueront chez un malade ayant subi antérieurement des crises abdominales d'appendicite.

Il est bien évident que ce diagnostic ne pourra être possible qu'en cas de hernie à droite ; l'appendicite herniaire gauche constituant une rareté, d'ailleurs spéciale à l'homme.

En l'absence de signes pathognomoniques, il faudra, suivant que l'évolution affecte telle ou telle forme, rechercher les particularités cliniques, qui mettront l'esprit en éveil, et pourront lui faire soupçonner la présence de l'appendice enflammé. Ce sont ces petits signes que nous allons rappeler en envisageant rapidement les différentes formes et montrant les erreurs de diagnostic les plus fréquentes.

Lorsqu'une hernie est le point de départ d'accidents pathologiques, on est tout naturellement conduit à incriminer l'intestin ou l'épiploon, contenus habituels de ces hernies ; lorsque l'évolution des accidents est modérée, silencieuse, on met en cause l'épiploon ; si elle est bruyante, tapageuse, on incrimine l'intestin grêle.

C'est avec l'épiplocèle enflammée que l'erreur est le plus souvent commise. Tumeur brusquement plus volumineuse, qui devient douloureuse, chaude, sensible à la pression et pendant les mouvements ; coliques, quelquefois nausées, pas ou peu de vomissements, assez souvent constipation. telle est l'allure habituelle de l'épiploïte et aussi de l'appendicite herniaire. Cependant dans cette dernière la douleur débute généralement avec plus de brusquerie ; elle présente des paroxysmes qui constituent un élément précieux de diagnostic. La tu-

meur est plus dure, plus tendue qu'elle ne l'est dans une épiploïte, tout au moins au début ; elle est quelquefois pierreuse ;
elle donne très rarement l'impression d'une certaine mollesse.
Si on perçoit une masse finement lobulée, ce qui est d'ailleurs
rare dans l'épiplocèle enflammée, on peut affirmer cette dernière. Assez importante est la constatation d'une corde abdominale au-dessus de l'orifice herniaire, qui est un excellent
signe d'épiploïte. Ces nuances sont bien légères ; trop souvent
insuffisantes. Faut-il ajouter que l'épiploon voisinant assez
fréquemment avec l'appendice dans la hernie, elles peuvent
perdre toute leur valeur et même faciliter la confusion.

Nous avons montré que l'appendicite herniaire pouvait, sans
adjonction d'anses intestinales herniées, simuler de tout point
l'entérocèle étranglée, cas exceptionnels, il est vrai. Elle peut
aussi devenir la cause d'un véritable étranglement intestinal,
en comprimant une anse d'intestin grêle contenue dans la
hernie. Autant de diagnostics impossibles. Habituellement c'est
avec le pseudo-étranglement, avec le pincement latéral de l'intestin que la confusion sera faite. Ce dernier est caractérisé
cliniquement par l'ensemble des symptômes de l'entérocèle
étranglée, sauf la persistance de gaz et d'évacuations alvines.

Quand l'intestin est en cause, la douleur est plus volontiers
localisée au collet ; dès les premières heures on constate un
état général inquiétant, il y a arrêt complet des matières et des
gaz, les vomissements sont constants, répétés, incessants,
d'abord alimentaires, bilieux, puis fécaloïdes ; très rapidement
le malade présente de l'algidité, de l'hypothermie ; le pouls
rapide et filiforme, le facies grippé, la respiration anxieuse, la
voix cassée. Dans l'appendicite herniaire la douleur est plus
volontiers étendue à toute la hernie, la T. est normale et
légèrement élevée, il y a presque toujours persistance de gaz,
les vomissements ne sont presque jamais fécaloïdes ; les symptômes généraux n'atteignent pas ce degré d'acuité.

Lorsque l'inflammation du péritoine herniaire envahit les
tissus superficiels, lorsque l'appendicite affecte la forme
phlegmoneuse, le diagnostic se posera différemment chez

l'*homme* où la hernie est ordinairement *inguinale*, et chez la
femme où la hernie est le plus souvent *crurale*. En présence d'un phlegmon scrotal, le canal déférent, l'épididyme, le
testicule seront très difficiles à examiner, quelquefois impossibles à trouver, car ils sont plongés dans une gangue inflammatoire, un œdème diffus qui les englobe et les masque d'autant
mieux que la vaginale aussi peut participer à l'inflammation
et devenir le point de départ d'un épanchement purulent. Il
faudra examiner l'urèthre, voir s'il n'y a pas de rétrécissement,
toucher la prostate pour constater son volume, sa sensibilité et
sa forme, afin de pouvoir éliminer les accidents d'ordre
génito-urinaire. En cas de blennorrhagie on pensera à un testicule éctopié, Lévy a rapporté l'observation d'un malade où
des lésions provoquées par l'appendicite compliquaient des
lésions, résultant de l'état inflammatoire des voies urinaires
externes (cas de Gross, dans le Deutsche Zeitschrift f. Chir.)
(Vol. 47, p. 260). Ce malade, porteur d'une hernie appendiculaire inguinoscrotale, était atteint d'uréthrite gonococcique.
En plus des complications phlegmoneuses dues à l'appendicite, survinrent de l'épididymite et de la funiculite blen-
norrhagiques ; on pratiqua l'appendicectomie et la castration.

En cas d'inflammation moins étendue des tissus, de formation
d'abcès ou de fistule, il y a lieu de penser à une déférentite,
à des ganglions enflammés ou tuberculeux de l'aine. On explo-
rera la fistule avec le plus grand soin ; on recherchera si
dans l'écoulement séro-purulent, il n'y a pas de produits stercoraux ; si la fistule ne livre pas passage à des gaz. Ce sont les
commémoratifs et le début des accidents qui fournissent souvent les meilleurs renseignements.

Au niveau du canal crural, chez la femme, la forme phlegmoneuse ou suppurative doit surtout être distinguée de l'adénite aiguë, notamment de celle du ganglion de Cloquet, d'un
abcès de cause locale, d'un abcès par congestion, enfin d'une
hernie enflammée de la trompe ou de l'ovaire.

Telles sont les erreurs auxquelles prête le plus communément l'appendicite herniaire, et les principaux éléments de diagnostic qui permettront d'éviter la confusion. Mais combien d'exceptions. Devons-nous rappeler le cas de Baillet où les symptômes étaient absolument ceux de l'étranglement herniaire, sauf la *faible tension de tumeur*. Or justement cette faible tension ne constitue nullement un signe de l'appendicite herniaire.

A titre documentaire nous signalons quelques erreurs possible d'appendicite herniaire. Kœrte en 1893 a publié dans le « Berlin Klin. Woch. » un cas de distension d'un sac herniaire par appendicite suppurée abdominale pouvant faire croire à une appendicite herniaire. Hutchinson dans un article du « British. med. Journal, 1899 » a signalé la confusion possible de l'appendicite herniaire avec un diverticule de Meckel enflammé. Ce sont là des cas exceptionnels.

L'appendicite herniaire constituera le plus souvent un diagnostic d'exclusion. Chaque fois qu'on se trouvera en présence d'une épiploïte, d'une entérocèle étranglée, d'un phlegmon herniaire *d'allure anormale*, bizarre, il faudra songer à l'appendicite herniaire, et rechercher les caractères spéciaux qu'elle peut présenter. De cette façon seulement, le diagnostic pourra être posé ou plutôt soupçonné.

On ne devra en tout cas jamais temporiser faute de diagnostic ferme. En présence d'accidents herniaires l'opportunité de l'intervention ne se pose pas ; c'est immédiatement, d'urgence que l'opération doit être pratiquée.

PRONOSTIC

Le pronostic de l'appendicite herniaire est généralement considéré comme sérieux. En 1887 Mérigot de Treigny prétend que l'étranglement de l'appendice est aussi grave que celui d'une autre partie de l'intestin.

Berger déclare que c'est une des variétés graves de la péritonite herniaire.

Pour Osty le pronostic est très sombre parce que si l'appendice est seul hernié et enflammé, il pourra s'étrangler consécutivement et par conséquent se gangrener, ce qui est un facteur considérable de gravité. Si, comme il est fréquent, l'appendice n'est pas seul dans la hernie, l'épiploon, le cœcum, l'intestin grêle qui l'accompagnent, pourront transmettre son inflammation au péritoine abdominal et provoquer ainsi une péritonite généralisée. La gravité de l'appendicite herniaire approcherait de très près celle de l'entérocèle étranglée. En cas de non intervention elle peut à la rigueur guérir par ouverture d'abcès herniaire l'extérieur et au prix de fistules interminables. Mais bien plus souvent le malade est la proie de la septicémie, de l'infection purulente et surtout de la péritonite généralisée. On peut donc conclure que l'appendicite herniaire a beaucoup plus de raison d'être mortelle que l'appendicite abdominale, par le fait même de son siège.

Lévy fait de la situation de l'appendice hernié le facteur principal du pronostic. Lorsque l'appendice enflammé est totalement hernié, la gravité est beaucoup moins grande que lorsqu'il l'est seulement en partie. Ces 2 cas ont au point de vue pronostique une valeur bien différente.

1) Si l'appendice enflammé est en entier contenu dans le sac herniaire, l'inflammation gagnera les régions voisines, déterminera de la péritonite locale. Ou bien les fausses membranes parviendront à localiser l'appendicite et il pourra se produire, en cas de non intervention, une collection purulente qui se traduira à l'extérieur par une saillie phlegmoneuse et deviendra le point de départ de fistules et de suppurations prolongées. Telle est, dit Lévy, la première observation de la thèse de Bariéty qui est un exemple très démonstratif d'abcès herniaire consécutif à une appendicite. Ou bien les fausses membranes ne parviendront pas à localiser la péritonite, qui de locale deviendra générale et pourra entraîner la mort.

C'est dans ces cas que l'étranglement de l'appendice, toujours secondaire à son inflammation, suivant Lévy, pourra jouer un rôle salutaire. Comme l'appendice est en entier contenu dans le sac, l'étranglement au niveau de sa base, constituera une barrière entre le péritoine herniaire euflammé, et le péritoine abdominal sain. Il empêchera la diffusion de la péritonite et tiendra lieu des fausses membranes protectrices qui n'auraient pas encore eu le temps de se constituer.

2) Mais si l'appendice enflammé n'est qu'incomplètement descendu dans le sac, l'étranglement divise l'appendice *enflammé* en deux portions, l'une intra-herniaire et l'autre abdominale. Cette partie intra-abdominale pourra donner naissance à des phénomènes abdominaux de péritonite localisée ou généralisée. Chacune des deux portions de l'appendice pourra déterminer les accidents de péri-appendicite pour son propre compte, l'une la péritonite herniaire et toutes ses conséquences, l'autre la péritonite abdominale avec la péritonite circonscrite ou généralisée, suivant la production plus ou moins rapide des barrières défensives. D'après Lévy, le pronostic de l'appendicite herniaire est donc très sombre ; « l'appendicite herniaire est une affection avec laquelle le chirurgien devra compter et pour laquelle il ne devra pas hésiter à employer les moyens les plus énergiques pour sauver la vie de son malade. »

Actuellement il nous semble que le pronostic de l'appendicite herniaire est loin d'avoir la gravité qu'il avait autrefois. Depuis une quinzaine d'années il s'est considérablement amélioré.

Ce fait ressort nettement de la comparaison de la mortalité avant et depuis 1888. Dans chacune de ces périodes nous allons rechercher et établir la proportion des morts et des guérisons.

Avant 1888, sur 19 cas, nous relevons seulement 9 guérisons; en général on pratiquait la kélotomie qui était suivie de suppuration prolongée ; celle-ci a été parfois salutaire, puisqu'elle a permis l'élimination de l'appendice (Ob. de Pistory, Clin. de Berlin, 1850. Dans les dix autres cas on note la mort avec ou sans intervention. La cause de cette mortalité considérable doit être attribuée en grande partie au taxis qui souvent constituait le seul traitement et toujours précédait la kélotomie. On comprend les ravages que cette méthode pouvait engendrer lorsqu'elle était appliquée à un sac contenant un appendice enflammé, souvent gangrené, prêt à se rompre. C'était la suppression absolue de tout acte de défense de l'organisme, la diffusion de l'inflammation a tout le péritoine herniaire par la destruction des adhérences protectrices qui tendaient à la limiter ; c'était surtout encore l'éclosion d'une péritonite abdominale déterminée par l'introduction violente et forcée dans l'abdomen d'une certaine quantité de pus extrêmement virulent venant du sac herniaire. C'était sur un appendice en instance de rupture ou de perforation la détermination immédiate de ces complications. Rarement c'était la réduction en masse de l'appendicite herniaire et du sac enflammé dans l'abdomen.

Depuis 1888, nous ne trouvons que 6 cas de mort sur 58 cas. Dans 2 cas (Observation de Pollosson et de Rivet), elle est manifestement due à une intervention tardive, faite sur des malades sans résistance et qui, le premier avait déjà des vomissements fécaloïdes, le deuxième, était en plein collapsus. Dans un troisième cas la mort est la conséquence d'une faute

d'asepsie opératoire ; c'était un malade âgé de 58 ans,
présentant depuis 4 jours des phénomènes d'étranglement, ni
selles, ni gaz. Résection de l'appendice, ligature à la soie.
Mort. A l'autopsie, on constate de la péritonite aiguë généralisée ayant son point de départ au niveau de ligature. (Autre
observation de Rivet).

Le malade de Brunner (1889) est mort de septicémie. Celui
de Walther et Raffray est mort quinze jours après l'opération
de pneumonie. Celui de Potherat est mort d'hecticité ; il s'était
refusé à toute intervention ; un phlegmon iliaque succéda à son
appendicite herniaire, s'ouvrit dans l'intestin, devint le point
de départ de phénomènes hectiques.

Cette statistique montre que la gravité de l'appendicite herniaire est loin d'approcher celle de l'entérocèle étranglée.
Sans doute, le pronostic est des plus sérieux ; mais il nous
semble devoir relever principalement de deux facteurs. Le
premier est le degré d'infection de l'appendice, il y a des appendicites septiques, toxiques contre lesquelles toutes les ressources demeurent impuissantes. Le deuxième est le voisi-
nage fréquent d'anses intestinales dans ce milieu herniaire.
L'appendice enflammé pourra étrangler contre un ligament
fibreux une anse intestinale (ligament de Guimbernat, cas de
Hue), cas exceptionnel ; plus souvent il deviendra le point de
départ d'une péritonite herniaire avec les signes d'un pseudo-
étranglement.

Un certain nombre de complications peuvent entraîner la
mort du malade, septicémie, péritonite généralisée, complications beaucoup moins fréquentes que *les accidents d'étranglement ou de pseudo-étranglement dus à la péritonite herniaire.*
Tels sont les véritables facteurs de gravité, d'autant plus re-
doutables que la symptomatologie de l'appendicite herniaire
rappelle fréquemment celle de l'épiplocèle enflammée et qu'en
raison de son début insidieux, de ses allures discrètes on a
trop de tendance à temporiser et à attendre l'apparition soit
des phénomènes d'étranglement, soit d'un phlegmon gangréneux herniaire.

C'est donc la précocité de l'intervention qui constituera le facteur principal du pronostic de l'appendicite herniaire. On doit immédiatement faire « la herniotomie, pratiquer la résection de l'appendice, la réduction de l'intestin soigneusement nettoyé s'il a été contaminé par le contact du pus et des matières, l'excision de l'épiploon compris dans la hernie, et suivant l'état d'infection du sac herniaire, le drainage et le tamponnement de celui-ci ou la cure radicale de la hernie » (Berger).

CONCLUSIONS

Sous le nom d'appendicite herniaire, on comprend l'inflammation de l'appendice iléo-cœcal dans une hernie, que l'appendice soit seul : *appendicite herniaire proprement dite*, ou associé à d'autres organes (épiploon, cœcum, intestin grêle, etc) : *appendicite en milieu herniaire*.

L'étranglement herniaire de l'appendice, extrêmement rare n'est qu'une modalité pathogénique de l'appendicite herniaire ; sa description ne saurait en être séparée.

L'appendicite herniaire appartient à tous les âges , elle est surtout l'apanage de l'âge mûr et de la vieillesse ; chez l'homme elle existe presque exclusivement au niveau du canal inguinal, chez la femme, presque exclusivement au niveau du canal crural. On a signalé quelques cas d'appendicite herniaire gauche, mais uniquement dans le sexe masculin.

De même que l'appendicite abdominale, elle peut être aiguë ou chronique : légère, à répétition, s'accompagner de péritonite adhésive ou suppurée (péritonite herniaire) même de péritonite généralisée. En raison de son siège spécial, elle se présente sous les apparences d'une *hernie simple réductible ou irréductible* d'une *hernie à crises douloureuses intermittentes*, d'un *phlegmon herniaire*, d'une *épiploïte* ou d'une *entérocèle étranglée* ; mais c'est l'épiploïte herniaire qu'elle simule le plus volontiers.

Elle offre cependant quelques particularités cliniques qui

parfois pourront faire soupçonner le diagnostic d'appendicite herniaire, sans qu'il soit d'ailleurs possible de l'affirmer.

Le pronostic, très sombre alors qu'on pratiquait le taxis et la temporisation, s'est beaucoup amélioré depuis que l'intervention précoce est de règle.

BIBLIOGRAPHIE

1785. HEVIN. — Cours de pathologie et de thérapeutique chirurgicales.

1812. SCARPA. — Traité des hernies.

1833. TAMARELLI. — Annales Universelles de médecine.

1836. MERLING. — Deux observations d'étranglement de l'appendice cœcal hérnié. — Thèse d'Heidelberg.

1837. CHARYAN. — Soc. de Médecine de Nantes. Appendicite herniaire inguinale gauche

1841. GUERSANT. — *Gazette des Hôpitaux*, p. 314.

1842 CABARET. — (Saint-Mâlo). *Journal des connaissances médico-chirurgicales.*

1868. KLEIN. — Ueber die aeusseren Bruche des Process vermiformis caeci Inaug. Dissert. Giessen.

1859. BEAUMETZ (G.). — *Gazette des Hôpitaux*, p. 462

1878. BRADDLEY. — *Medical Tymes and Gaz·* II, p. 617.

— HERBERT. — *Medical Times and Gaz.* T. II, p. 48.

1879. STEIGER. — Corresp. Blatt f. Schw. Aertz, 5 avril.

1880. PICK. — *The Lancet.* T. I, p. 801.

1882. BENNET. — A case of strang of the appendice. Med and chirurgical report. Philadelphie,

1886. BOIFFIN. — Hernies adhérentes au sac; accidents. Th. Paris.

— MERIGOT DE TREIGNY. — Hernies du gros intestin. Th. Paris

1887. TUFFIER. — Archives générales de médecine. Juin, juillet. Paris.

1888. LE BEC. — Congrès de chirurgie de Paris. Mars.

— JALAGUIER. — Congrès de chirurgie de Paris. 16 mars, p. 574.

— JACKLE. — Die Erkrankungen des processus vermiformis in Bruchsach. Inaug. Dissert. — Marburg.

1889. RUBINO. — Sicilia médica.

— HEDRICH. — *Gaz. médical de Strasbourg.*

— ANNANDALE. — The *Lancet*, 30 mars.

1890. LE DENTU. — Cliniques chirurgicales, p. 269.

— MONKS. — *Boston med. and surg. Journal.* Juin, p. 543.

— PERRIN, fils. — *Revue médicale de la Suisse romande.*

1892. MORSE. — Wiener medical Wochenscrifdt.

— REMEDI. — Sull prolasso del appendice vermicolore. Atti della R. Acad. dei Fisiocritici. ser. 4. T II.

— OTTO FLOEL. — Zwei Falle von gangranöser Hernie. Centralblatt für
        Chir., n° II, p. 231.
— SCHMID. — Münchener Med. Woch. T. XXXIX, p. 288.
— SCHMID. — Med. correspondenzblatt d. Wurtemberg.
— ALFONS NICHE. — Thèse de Marburg.
— BIER. — Deutsche Med. Wochenschrift, p. 443.
— LEGUEU. — Société anatomique.
— THIERY PAUL. — Société anatomique.
— RECLUS. — Société de chirurgie. Juin.
— GANGOLPHE. — Lyon médical, 17 juin.
1893. POLLOSSON. — De l'étranglement herniaire de l'appendice cœcal, Lyon
        médical, 21 mai.
— BRIEGER. — Die Hernien des Processus vermiformis. Arch. für Klin.
        Chir. T. XLV, p. 892.
— JAMES RAHN. — Ueber die Hernien des Wurmforsatzes. Erlangen.
— ALTI. — L'appendice iléo-cœcal et ses hernies. Th. Paris.
— KORTE. — Berliner Klin. Wech. 11 sept.
— KRONLEIN. — Correspond Batt f. Schw. Aertze. 15 fév.
1894. SAUVAGE. — Hernies de l'appendice ; appendicite herniaire. Th. Paris,
— WALTHER. — In thèse Sauvage.
— RIVET — Hernies de l'appendice vermiforme. Thèse de Paris.
— DUBAR. — Bull. méd. du Nord. — T. XXXIII, p. 172.
— CHARNOIS. — Hernies du cœcum compliquées d'appendicite. Th. de
        Lyon.
— SARFERT. — L'appendice dans les hernies. Deutsche Zeitscrift für Chi-
        rurgie.
1895. BARIETY. — Hernies de l'appendice cœcal compliquées d'appendicite.
        Thèse de Paris.
— BARD. — Thèse de Lyon.
— ROMM. — Deutsche Zeitschrift für Chir. T. XLI, p. 249. Etranglement
        de l'appendice dans une hernie gauche.
— MAYDL. — L'étranglement rétrograde de la trompe et de l'appendice dans
        les hernies. Wiener Klin. Rundschau, p. 2-3.
— BAJARDI. — Hernie de l'appendice cœcal. Sper_mentale, Sez clin.
        Firenze. XLIX, p. 323 et 346.
1896. GUINARD. — Hernie étranglée de l'appendice. Bull. Soc. chir., 10 juin.
— ROUTIER. — (Rapport).
— VESLIN. — Hernie appendiculaire. Bull. soc. chir.
— PICQUE. — (Rapport.)
— MICHAUX. — Bull. Soc. Chirurgie.
— GUINARD. — Presse médicale, 28 novembre.
— FLEISCHL. — Perityphlitis im Bruchsack. Centralblatt für Chirurgie,
        n° 31, p. 748.
— SENDLER. — L'appendice dans les hernies. Münch med. Wochenschr., n°5.
— GOEBEL. — Appendice dans les hernies chez l'enfant. Deutsche med. Woch.,
        n° 19.
— NASSE. — Un cas de hernie appendiculaire étranglée. Arch. für. Klin
        Chir., t. LI, p. 919.
1897. PINATEL. — Hernie appendiculaire étranglée. Loire méd. (St-Etienne).
— BOECKEL. — Bulletin de l'Acad. de méd. 19 octobre.
— HARTMANN et MINOT. Semaine médicale.

— HOFMANN. — Beitræge z. Kenntniss der Hernien des Processus vermi-
          formis. Deutsche Zeit für chir. t. XLV, p. 8.
— NEWBOLT. — *British. medical Journal.* 27 mars.
— BRIANÇON. — Hernies de l'appendice. Thèse de Paris.
— TAILLEFER. — Appendicite herniaire. *Indép. médicale*, p. 361.
— VANDERHOOF. — Un cas de hernie appendiculaire étranglée. Med. Rec.
          New-York.
— RENAULT. — Thèse de Paris.
— SEGELMANN. — Hernies de l'appendice. Thèse de Paris.
— BIDWELL. — Hernie crurale irréductible constituée par l'appendice seul.
          British. med. Journal. Londres.
1898. GROSS. — Cas d'appendices perforés dans une hernie. Deutsche Zeit-
          schrift für Chir. XLVII, p. 250.
— GROSS. — Id. Centralblatt für chir., n° 19, p. 515.
— BOUILLET. — Etude de l'étranglement des hernies de l'appendice. Th.
          Bordeaux.
— BERGER. — Article hernie du Traité de chirurgie, p. 100.
— JALAGUIER. — Article appendicite du Traité de chirurgie, p. 617.
— VAUTRIN. — *Revue de gynecologie et de chirurgie abdominales.* 10 fév.
          Paris.
— CHARTERS SIMONDS. — *British medical journal.*
— ZAHRADNICKY. — Incarcération rétrograde de l'appendice dans une
          hernie inguinale gauche. Wien, Klin. Rundschau, XII, p. 669.
— POTHERAT. — Société de chirurgie, 15 juin. Hernie de l'appendice.
          Corps étranger et appendicite.
— PASCAL et PILLIET — Apoplexie de l'appendice hernié. *Bull. de la Soc.
          anatomique*, p. 352.
— SCHWAZ. — Centralbl f. chir., n° 28, p. 748.
— OMBRÉDANNE. — Un cas de perforation de l'appendice dans le sac her-
          niaire. Archives générales de médecine.
1899. LEJARS. — Traité de chirurgie d'urgence. Hernies de contenu anormal,
          p. 547.
— MEZANGEAU. — Des hernies de l'appendice iléo-cœcal. Th. Paris.
— PETITJEAN. — Thèse de Paris.
1900. OSTY. — De l'appendicite herniaire. Thèse de Paris.
— HERBIG. — Maladies de l'appendice dans les hernies. Inaug. Dissert.
          München.
— MOUCHET. — Appendicite herniaire. *Gaz. hebd. de médecine et de chirurgie*
— GOSCHEL. — Cas de perityphlite dans une hernie ; résection du cœcum
          et de l'appendice. Münch. Med. Wochenscrift.
— DOMINIK PUPORAC. — Wiener Klin, Wochenscrift.
— DUJON (de Moulins). — Archives provinciales de chirurgie, t.X, p. 465.
— DUPIN et BARRAU. — Hernies de l'appendice. *Languedoc médico-chir.* Juin.
— SOULIGOUX. — Appendicite et cure radicale de hernie inguinale droite
          irréductible. Soc. anatomique.
— BOUGLÉ. *Presse médicale.*
— DELAGÉNIÈRE. — Archives provinciales de chirurgie.
— HORWITZ. — Abcès appendiculaire rompu dans le sac d'une hernie ingui-
          nale. Philadelphia. M.J.
— DEMOULIN. — Hernie appendiculaire crurale enkystée. Société de chirur-
          gie. Discussion. Berger.

— JOPSON. — Hernie de l'appendice vermiforme. Univer. M. Mag. Philadeldhia.
— VANDAELE. — *Normandie médicale.*
— BENDER. — Appendicite herniaire. Soc. anatomique.
— HEMSTED. — Etranglement de l'appendice dans le canal crural. *Brislish Med. Journal.*
— NAQUET. — Hernies de l'appendice vermiculaire et leurs complications. Thèse de Paris.
— CARREZ. — Appendice trouvé dans une hernie étranglée. *Lyon médical,* p. 493.
1901. FORTUN. — Progresso. méd. Habana p. 258.
— MUNS. — Centreiblatt für Chirur. n° 42 p. 1037.
— WULFF. — Hernie étranglée dans une hernie crurale. Deutsche med. Wochenschrift. XXVII p. 176.
— TAILLEFERT (de Béziers). — Congrès de chirurgie.
— DIONIS DU SÉJOUR. — Société anatomique.
— PIKE. — Abcès appendiculaire simulant une hernie inguinale étranglée. *Lancet.* London.
— ELDER. — Appendicite aiguë compliquant une hernie chez un jeune enfant Montreal M. J.
— NOVÉ JOSSERAND, *Lyon médical,* Juillet.
1902. JEFFERY et WILLIAM SCHARP. — *British médical*
— MAUCLAIRE et DAMBRIN. Hernie appendiculaire étranglée dans l'anneau crural. Juillet. Soc. anatomique.
— HALL. — *British médical.* 28 Juin.
— MORESTIN. — Phlegmon gangréneux du scrotum par appendicite herniaire. Repport de M. Legueu. Soc. de chir. 19 mars.
— POTHERAT. — Hernie inguinale gauche du scrotum. Sac complet. Cure radicale après appendicectomie. Soc. de chir. 30 avril.
— MIGNON. — *Bulletin de Soc. de Chir.* Mai.
— GUINARD. — *Bulletin de Soc de Chir.* Mai.
1903. HONORÉ. — Appendicite herniaire. Thèse de Paris.
— LÉVY (Nancy). — Hernies de l'appendice. Arch. prov. de chirurgie.
— BICHAT. — *Revue de Médecine et de chirurgie.*
— HUE. — *Normandie médicale* 1er Janvier.
— QUÉNU. — Société de chirurgie. Juillet p. 801.
— BAILLET. — Soc de chirurgie. Séance du 23 décembre. p. 1167.
1904. MAC RAE. — *Journal of American Med. Association,* septembre.
— ROUTIER. — Société de Chirurgie, avril et décembre.
— LEGUEU. — Soc. de Chirurgie, décembre.
— DEMOULIN. — Soc. de Chirurgie, décembre.
— ROCHARD. — Soc. de Chirurgie, décembre.
— BAZY. — Soc. de Chirurgie, décembre.
— LE PLAY. — *Bull. de la Soc. Anatomique,* avril 1904.
— SPANZEL. — Deutsche Zeitschrift für chirurgie.
— LEMOINE. — *Nord Médical,* septembre.
— DENIS. — Contribution à l'appendicite herniaire, Th. Paris.
— PAUCHET. — *Bulletin Médical,* septembre.
— TÉMOIN. — *Journal de Médecine interne,* 15 sept.
— TÉMOIN. — *Gaz. Médicale du Centre,* janvier.
— BARBAT. — *Journal of american méd. Association,* février.
— BASILE. — Polyclinico Mai.

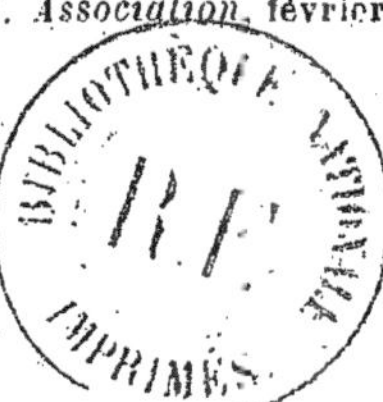

— BLEYNIE et DESCAZALS. — *Limousin Médical*, juillet.
— CHRÉTIEN. — *Annales médico-chirurgicales du Centre*, février.
— WAGON. — Appendicite chronique d'emblée, Th. Paris.
— CLARET — *Tribune médicale*, 4 juin.
1905. LEDUIGOU. — Etranglement de l'appendice iléo-cœcal dans le canal cru-
       ral. Th. Paris.

DU

CAOUTCHOUC DURCI

APPLIQUÉ A L'ART DENTAIRE

PAR

DR BILLARD ET FILS

FABRICANTS DE DENTS MINÉRALES

—

FOURNITURES POUR DENTISTES

—————

PARIS

IMPRIMERIE DE GAITTET

RUE GIT-LE-CŒUR, 7

—

1861

DU

CAOUTCHOUC DURCI

APPLIQUÉ A L'ART DENTAIRE[*]

PAR

D' BILLARD ET FILS

FABRICANTS DE DENTS MINÉRALES

Des différents procédés employés pour faire les pièces.

Nous ne venons pas ici discuter la valeur des pièces en caoutchouc durci ; certains praticiens préfèrent l'hippopotame, d'autres emploient le caoutchouc ; c'est au dentiste lui-même, après en avoir fait l'essai, à l'accepter ou à le rejeter ; seulement, nous pouvons dire que les personnes qui, à notre connaissance, ont employé cette nouvelle méthode, la préfèrent à tout autre, là où elle peut trouver son application.

On a beaucoup parlé de ces pièces nouvelles, et, dans aucun livre, aucune brochure, on ne donne la manière d'opérer. Seules sont aptes à ce travail les personnes qui ont vu faire ces pièces, ou ont acheté des appareils. Pour combler cette lacune

---

(*) J'ai publié dans les 2e, 4e et 5e numéros du *Journal des Dentistes* l'historique judiciaire et industriel du caoutchouc et son application à la prothèse dentaire. Ces articles détachés n'offrant pas assez d'ensemble à MM. les dentistes, j'ai pensé, en les réunissant, leur être agréable.   BILLARD fils.

et mettre nos confrères à même de pouvoir faire ces nouveaux dentiers, nous indiquerons les divers moyens d'opérer.

Mais avant de le faire, il nous faut rassurer les personnes, qui ont hésité, jusqu'à ce jour, à acheter des concessions ou appareils, quels qu'ils soient, craignant d'avoir des désagréments avec l'un en achetant à l'autre. Nous résumerons donc succinctement ce que nous avons pu apprendre relativement à la valeur des brevets concernant le caoutchouc durci et son application.

Le caoutchouc commença à être quelque peu employé en 1826 et 1828, et il ne l'était guère alors que pour les tissus. Plus tard, en 1839, un ouvrier américain, du nom de Nathaniel Hayward, prépara cette gomme avec du soufre, et pour sauvegarder sa découverte, prit, à la date du 24 février de cette même année (aux Etats-Unis), un brevet qui fut cédé à Charles Goodyear de Boston.

Dans le brevet, l'inventeur expose qu'il dissout dans les essences et par digestion, le soufre et le caoutchouc ; il émet en outre un autre procédé qui consiste à incorporer le soufre pulvérisé à la gomme, lorsque celle-ci est réduite en une masse pâteuse à l'aide des dissolvants ordinaires, ou lorsqu'elle est travaillée par des cylindres chauds, en ayant soin que le soufre soit intimement lié à la masse. Comme nous venons de le dire, cette application du soufre au caoutchouc fut cédée à Charles Goodyear qui déjà, en 1837, avait lui-même obtenu une patente pour l'emploi des dissolvants acides.

C'est à partir de la cession du brevet Hayward à Goodyear, en 1830, que ce dernier devint le véritable et le seul promoteur inventeur et exportateur de l'industrie du caoutchouc.

Depuis cette époque Goodyear se mit à fabriquer, et ses produits perfectionnés se répandirent, non-seulement en Amérique, mais encore en Europe. Des licences furent accordées aux Etats-Unis, et des spécimens furent remis à différents industriels anglais.

Au moment où Goodyear venait d'accorder à un M. Moulton le droit de traiter en son nom avec l'Angleterre, ou de prendre un nouveau brevet, afin de sauvegarder le secret de ses procédés, Thomas Hancok prenait à Londres, le 21 novembre 1843, une patente dans laquelle il revendiquait :

« La combinaison du caoutchouc avec le silicate de magnésie, « par laquelle le caoutchouc perd la propriété d'adhérence qu'il « possède généralement.

« Les moyens de combiner l'asphalte et le caouthouc, et le « traitement du caoutchouc soit seul, soit combiné avec le « soufre fondu, sous l'action d'une chaleur de 300 à 370 degrés « du thermomètre Farenheit. »

Mais ce ne fut que le 8 janvier 1844 que Goodyear prit en France, sous le nom de Newton, un brevet de 15 ans, pour un nouveau perfectionnement qui consistait à combiner du soufre et du carbonate de plomb au caoutchouc, et à soumettre ce composé à l'action de la chaleur maintenue à une température uniforme. Goodyear obtenait la chaleur nécessaire par deux procédés : le premier consistait en des cylindres chauffés, le second en étuve ou four convenablement construits.

Dans ce brevet, l'inventeur pose le chiffre de la température nécessaire à 131 degrés centigrades.

Ce même brevet fut pris à Londres, toujours au nom de Newton, le 30 janvier 1844, c'est-à-dire 22 jours après, en Amérique, au nom de Goodyear, le 15 juin de la même année.

Les brevets français et anglais sont exactement la traduction l'un de l'autre. L'Américain en diffère sur un point, l'auteur y revendique spécialement son composé ternaire (soufre, carbonate de plomb, caoutchouc) le composé binaire (soufre et caoutchouc) ayant été l'objet d'une patente au nom d'Hayward, le 24 février 1839.

De ce qui précède il résulte que Hayward et Goodyear sont les véritables inventeurs de la vulcanisation du caoutchouc (1) ; que le brevet Hayward est déchu depuis le 24 février 1853, que

(1) Mais l'application à la prothèse dentaire est due à un dentiste français actuellement en Russie. Cette application eut lieu en 1855, et n'a été connue que deux ans après.

celui de Hancok est tombé dans le domaine public, d'après un jugement du tribunal de première instance de la Seine, du 26 mai 1852, entre les sieurs Sollier Kœppelin et autres, jugement confirmé par arrêt du 27 novembre 1852 ; que celui de Goodyear, enfin, n'existe plus en vertu d'un arrêt rendu en faveur de MM. Soléliac frères et autres, à la date du 2 juillet 1856, par la Cour impériale de Paris.

Dans le but, sans doute, de conserver le monopole de la fabrication en Amérique, Goodyear prit, le 25 janvier, une nouvelle patente. Il y établit que sa découverte consiste dans les effets produits sur le caoutchouc par l'action de la chaleur artificielle, à une température au-dessus de celle à laquelle l'objet fabriqué doit être exposé dans l'usage ordinaire. Dans ce brevet le chiffre calorique est de 212 a 350 degrés Farenheit. Cette nouvelle patente doit courir en Amérique jusqu'au 25 janvier 1863.

Il résulte de tout ceci que, sauf quelques points d'exécution, la vulcanisation est tombée dans le domaine public ; que chacun a le droit de l'exploiter, et que tous les brevets postérieurs doivent, de par la loi, le droit et la justice, être déclarés nuls. Et depuis longtemps, cette incontestable vérité a été admise par tous les fabricants, ce que les différends qui restent acquis à l'histoire du caoutchouc, prouvent à priori.

La valeur des brevets relatifs à la vulcanisation du caoutchouc étant connue, nous ne parlerons que pour mémoire de ceux qui ont rapport aux appareils nécessaires à cette vulcanisation ou durcissement. Des procès ont eu lieu, procès suivis de condamnations envers le demandeur et qui ont fait retourner dans le domaine public, la marmite de Papin qui faisait l'objet de ces brevets.

Il y a plusieurs modes d'opérer pour faire les pièces dentaires en caoutchouc, qui donnent des résultats presque identiques ; nous les ferons connaître tous sans exception, les praticiens seront à même d'apprécier celui qui donne le plus de facilité et de chances de bonne réussite.

Avant de faire connaître le *modus. faciendi*, nous donnerons un aperçu des objets nécessaires à l'opération, ainsi que des dents nouvelles employées pour les pièces.

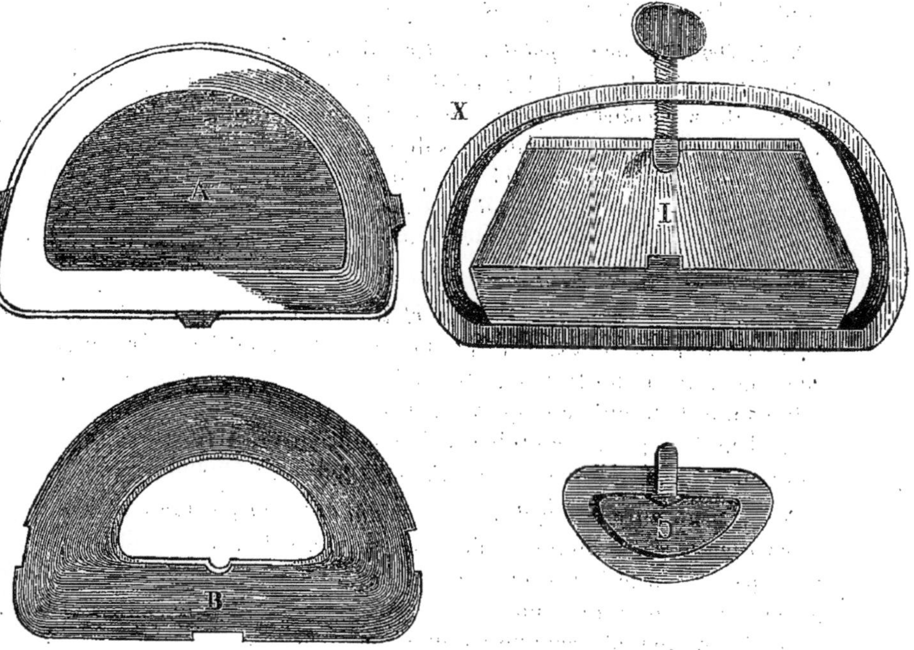

Moufle, ou boîte en fonte (largeur 18 centimètres, hauteur 5 centimètres) *avec bride à vis de pression*, contenant la pièce en caoutchouc et servant à maintenir les plâtres lors de la pression. A, cuvette inférieure dans laquelle sera placé le modèle; B, espèce de bracelet venant s'adapter sur A et dans lequel sera coulé le contre moule; C, couvercle pour soutenir la pression de la vis; X, bride et sa vis de pression.

Formes des dents employées pour les pièces en caoutchouc durci :

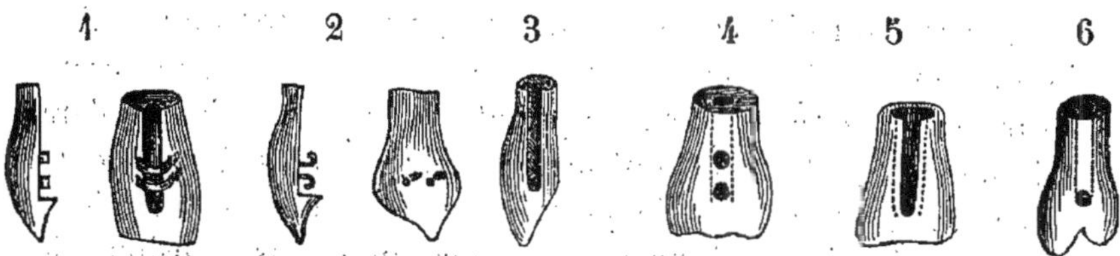

N° 1. *Dents à deux grands anneaux platine*, permettant au caoutchouc de passer dans la rainure; ces anneaux forment un scellement très-solide dans le caoutchouc. Ce genre de dents peut être employé dans toutes les pièces.

No 2. *Dents à deux pointes platine*, dont la partie noyée dans l'émail a forme de rivet; les pointes droites dans le principe sont représentées recourbées pour montrer la manière dont elles sont retenues dans le caoutchouc; ces dents très-solides aussi se détachent quelquefois du caoutchouc, plusieurs praticiens soudent les deux pointes ensemble au moyen d'une barette qui va de l'une à l'autre, ou suppriment ce travail en employant des dents no 1 à grands anneaux.

No 3. *Dents à rainures latérales et trou transversal*; ces dents, forme de dents à tubes, sont pleines, ont une gouttière sur leurs faces latérales et un trou qui les relie ; ce sont les dents les plus solides que l'on puisse employer, surtout pour dentiers complets, mais il ne faut pas raccourcir ces dents (ou du moins fort peu) autrement on leur enlève leur solidité dans le caoutchouc.

No 4. *Dents à trou central, correspondant à deux trous percés à leur face postérieure*; ces dents seraient très-solides si l'on pouvait laisser leur partie postérieure épaisse, mais, forcé que l'on est de les avoir minces, elles ont moins de résistance, elles sont de meilleur emploi comme molaires que comme incisives.

No 5. *Dents à queue d'aronde*, fort commodes à employer, mais offrant généralement peu de résistance, se trouvant trop évidées.

No 6. *Dents à trou central traversé par un trou moins gros*, dents très-solides, comme grosses et petites molaires, mais ne pouvant pas être employées comme incisives.

Pièce exécutée sur le modèle en plâtre.

Après avoir obtenu une empreinte aussi exacte que possible de la bouche et en avoir coulé le modèle en plâtre, on prend sur ce même modèle une empreinte en cire que l'on coulera de même en plâtre et qui servira lors de la cuisson de la pièce ; le premier modèle est nécessaire pour ajuster la pièce une fois durcie, quoique en opérant comme nous le disions ci-dessous, le caoutchouc s'étant modelé sur le plâtre lors de la pression doit être exact et demande peu de retouchage à la cuvette.

On choisit les dents nécessaires, on les ajuste, après quoi on exécute en cire sur le plâtre une pièce représentant exactement celle qui doit être placée dans la bouche, on fixe sur cette pièce en cire les dents minérales qui ont été ajustées.

La pièce en cire garnie de ses dents, étant terminée, on graisse légèrement le fond de la pièce en fonte A, que l'on enduit d'une seconde couche de plâtre délayé, sur lequel on fixe le modèle, on fait venir le plâtre sur la face antérieure des dents jusqu'à leur bord tranchant, puis en arrière de la pièce, jusqu'au bord libre de la cire, de façon que cette dernière soit entourée de toutes parts de plâtre, *mais non recouverte*; il faut avoir soin, en fixant le modèle et entourant la pièce de cire, de former un cône en dépouille, afin que le contre-moule que l'on doit faire ensuite puisse s'enlever facilement.

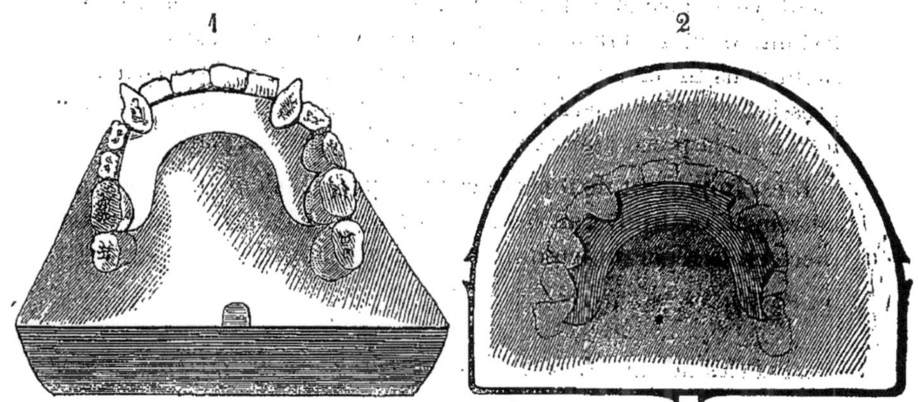

Fig. 1. Pièce de sept dents; quatre incisives, trois biscupides; fixée en dépouille dans la fonte A. Le plâtre venant postérieurement jusqu'au bord libre de la cire qui représente la pièce à faire en caoutchouc.

Fig. 2. Contre-moule coulé sur le modèle fig. 1, dans la pièce en fonte B.-

Le plâtre coulé dans la fonte A étant bien durci, on enduit

la cire, les dents et le plâtre d'huile ou de graisse (la graisse est préférable); on place la fonte B sur celle A, puis par l'orifice on coule du plâtre, afin d'emplir complètement la fonte B, on ferme de la fonte C, et on laisse durcir.

Le plâtre étant pris, on enlève la fonte B de celle A, et l'on a de cette façon la pièce en cire parfaitement modelée entre les plâtres; il n'y a plus qu'à remplacer cette cire par du caoutchouc.

Les dents étant maintenues par le plâtre sur le modèle à leur face antérieure, on enlève toute la cire qui représentait la pièce, on fait chauffer les fontes garnies de plâtre, on prend du caoutchouc que l'on découpe, autant que possible, suivant la forme du modèle, on fait ramollir ce caoutchouc à sec dans un récipient chauffé au bain-marie ou sur une plaque de métal préalablement chauffée, on foule le caoutchouc dans tous les creux du modèle en remplissant bien la place occupée antérieurement par la cire et même un peu en excès; enfin on couvre de la fonte B et l'on rapproche les moules en les serrant fortement dans un étau; le caoutchouc se trouve ainsi écrasé par la pression et prend parfaitement l'empreinte du modèle et la forme de la pièce donnée par le contre-moule en plâtre.

Il est important de tenir le caoutchouc parfaitement propre, autrement on trouverait des taches noires dans le milieu de la pièce en la réparant, ce qui nuirait à son apparence.

Pièce exécutée d'après la gutta-percha ou de la cire.

Pour ce mode d'opérer, on n'a besoin que d'un seul modèle de la bouche. On emploie de la gutta-percha pour empreinte. Avec cette gutta-percha molle, on fait la pièce que l'on veut obtenir en caoutchouc. On laisse refroidir la gutta-percha qui se durcit, on l'enlève du modèle et on la place dans la cuvette A comme il a été dit pour la pièce en cire. Lorsque les plâtres sont coulés et qu'il n'y a plus qu'à enlever la gutta-percha du centre, on chauffe légèrement la fonte A, et la gutta-percha, se ramollissant, est facilement enlevée ; on rempit ensuite de caoutchouc ainsi qu'on le fait pour les pièces sur le modèle. Le résultat obtenu est le même qu'en suivant la première opération ; la différence consiste dans la conservation du modèle qui n'est pas employé ici pour la cuisson. En ce qui concerne l'emploi de la cire, le travail est le même que celui de la gutta-percha, mais la cire, pouvant se déformer lorsqu'on l'enlève du modèle pour la porter sur le plâtre de la fonte A, est généralement moins employée.

Ce qui vient d'être dit pour les pièces de plusieurs dents s'applique aux dentiers complets sans fausses gencives en caoutchouc, mais lorsqu'il doit être fait une pièce partielle ou un dentier complet avec hauteur de caoutchouc entre le bord gencival et les dents minérales, on agit différemment.

Il faut de même faire la pièce en cire et y adapter les dents minérales, mais la différence consiste dans le moulage en plâtre et voici comment : Dans ce qui précède, il est dit que, pour une pièce en cire faite sur le modèle et placée avec celui-ci dans la fonte A, on fait venir le plâtre *jusqu'au bord tranchant des dents sur leur face antérieure* pour les maintenir lors de l'application du caoutchouc ; mais ici les dents, restant dans la fonte A, on ne pourrait fouler facilement le caoutchouc en dessous ni en avant sans déplacer les dents ; c'est pourquoi, dans les pièces avec gencives en caoutchouc sur le devant ou sur les côtés, on fait venir le plâtre lors du moulage de la fonte A *seulement jusqu'au bord de la cire* qui entoure les dents à la face antérieure en suivant les échancrures qui y sont formées, puis on opère pour le restant de la pièce comme il a déjà été dit pour les autres pièces. Lorsque le plâtre est durci, on graisse le tout, *excepté les dents minérales qui débordent la cire*, on place la fonte B sur A, on remplit de plâtre complétement et l'on ferme de la fonte C.

Avant de séparer la fonte B de A, il faut chauffer celle A de façon à ramollir la cire de l'intérieur et à permettre aux dents d'en sortir facilement. Le moule B, enlevé de A, présente dans son intérieur les dents minérales fixées dans le plâtre par leur face antérieure et celle postérieure qui se trouvait libre de cire, de façon à ce que, en remplaçant la cire (ou gutta-percha) par du caoutchouc dans la fonte A (toujours préalablement chauffés l'un et l'autre), et en rapprochant celle B, les dents qui se trouvent dans cette dernière viennent s'implanter dans le caoutchouc ramolli.

Dans cette opération, il est essentiel que les deux contre-moules soient bien chauffés, parce qu'ils conservent mieux le caoutchouc ramolli; il faut aussi appliquer avec précaution la fonte B sur A pour ne point déranger les dents et avoir un dentier correct après la cuisson.

Relativement à la pose des porte-ressorts, ils peuvent être fixés dans la cire avant de modeler, ou bien placés dans le caoutchouc une fois durci comme on le fait pour les dentiers en hippopotame.

Pour les pièces partielles qui devront avoir peu d'épaisseur, on peut placer dans le centre du caoutchouc représentant la cuvette une feuille mince de maillechort bien recroui, qui la renforcera aux endroits faibles, points où souvent les pièces en caoutchouc viennent à se briser. On peut en faire de même pour les dentiers inférieurs, dont les dents centrales, restant dans la bouche, sont entourées par un bandeau de caoutchouc qui relie les dents latérales. On peut employer, sans crainte d'oxidation, le maillechort, qui, complétement entouré de caoutchouc, ne peut avoir d'effets nuisibles sur la santé du client; on emploie aussi du platine, mais ce dernier étant d'un prix plus élevé et ne présentant pas plus d'avantages, le maillechort doit avoir la préférence.

Il ne faut jamais employer l'argent dans les pièces en caoutchouc avant la cuisson, car le caoutchouc contenant du soufre, l'argent se sulfure et l'on ne trouve à la place de ce dernier qu'un trou noir dans la pièce qui le contenait.

Afin d'éviter l'adhérence du plâtre à la cuvette en caoutchouc, lorsque la pièce est durcie, il faut, avant l'application du caoutchouc sur le modèle, saupoudrer celui-ci de poudre de talc :

par ce moyen très-simple, on a des cuvettes très-nettes et exemptes de plâtre.

Nous décrirons maintenant les appareils employés pour la vulcanisation, et la manière d'opérer pour la cuisson des pièces.

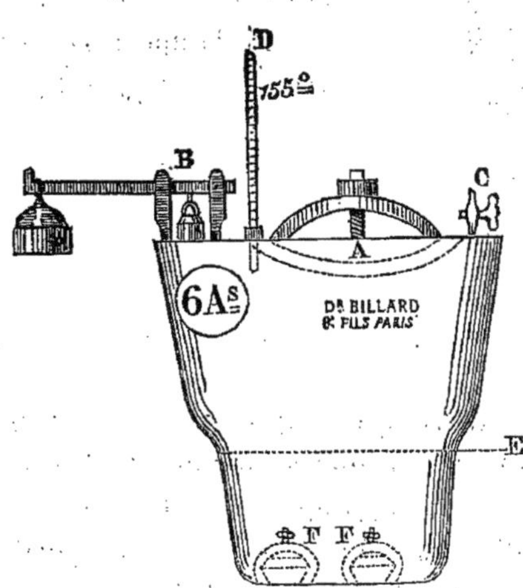

Fig. 1. — Appareil en fonte de fer. A, trou d'homme fermé par l'autoclave; B, soupape de sûreté; C, robinet de dégagement de la vapeur; D, thermomètre plongeant dans un boulon perforé fixé sur l'appareil; E, lignes pointées représentant la quantité d'eau; FF, moufles contenant les les pièces à durcir et plongeant dans l'eau.

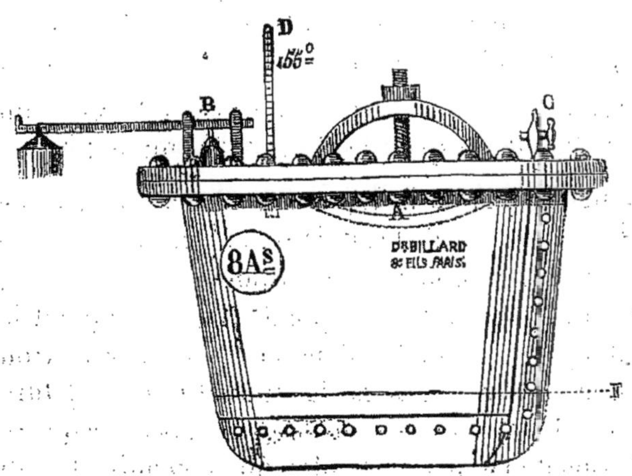

Fig. 2. — Appareil en tôle de fer forgée et boulonnée. A, B, C, D, E, comme décrit ci-dessus, fig. 1.

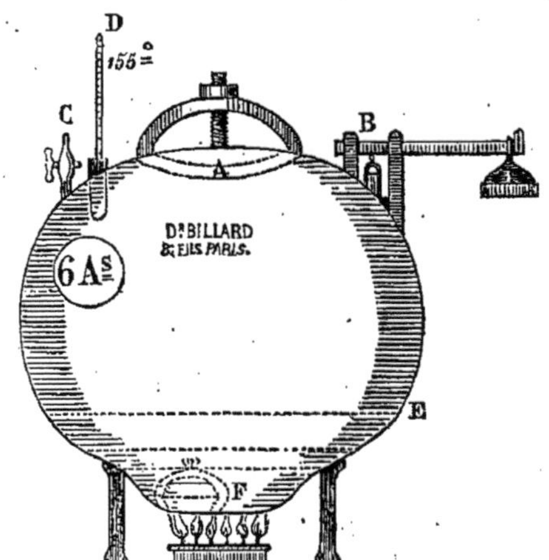

Fig. 3. — Appareil en cuivre. A, B, C, D, E, F, comme fig. 1 ; G, petite lampe à l'esprit chauffant l'appareil.

Les appareils représentés ci-dessus, quoique de forme et de métal différents, s'emploient de la même façon et offrent même, lorsqu'ils sont bien et consciencieusement exécutés, autant de garanties de solidité l'un que l'autre. S'il y avait une différence à faire, ce serait en faveur de celui en tôle de fer, qui, plus malléable que la fonte et n'ayant pas de soudure comme celui en cuivre, peut résister à une pression beaucoup plus forte. Mais comme pour la cuisson des pièces on ne doit pas dépasser six atmosphères à six atmosphères et demie, il y a toute sécurité, nous le répétons, avec l'un comme avec l'autre.

Ces appareils se chauffent, soit avec du charbon de terre, du coke, du gaz et même de l'esprit de vin indifféremment.

L'appareil étant placé là où il doit être chauffé, on doit ouvrir le trou d'homme, verser de l'eau dans la machine (la quantité d'eau varie suivant les appareils et suivant leur dimension ; on peut voir sur les figures les lignes pointées qui indiquent le niveau), puis plonger les moufles dans l'eau ; fermer le trou d'homme au moyen des vis ou de la vis, si c'est une fermeture autoclave, placer le thermomètre dans le boulon perforé qui se trouve sur le dessus de l'appareil, boulon que l'on aura eu soin de remplir de mercure au tiers de sa profondeur. Il faut vérifier ensuite si la soupape est bien libre, fermer le robinet de dégagement, puis enfin chauffer l'appareil.

Le degré de chaleur à donner est en moyenne de 150 à 160 degrés (cela dépend de la qualité du caoutchouc que l'on a à cuire) pendant une heure et demie; ce laps de temps écoulé, on ouvre le robinet de dégagement qui laisse échapper la vapeur, puis on ouvre le trou d'homme, on retire les moufles et on les plonge dans l'eau froide; on peut aussi les laisser refroidir dans la machine, mais cela demande trop de temps.

On ouvre enfin le moufle et on enlève avec précaution la pièce en caoutchouc du centre du plâtre où elle est placée; on la répare, la polit exactement comme on le fait pour une pièce en hippopotame.

J'ai dit plus haut que l'on plongeait les moufles dans l'eau, quoique plusieurs personnes prétendent le contraire; mais après avoir expérimenté sur deux pièces, dont l'une avait été placée dans l'eau, l'autre sur une grille, le résultat obtenu a été identiquement le même. On peut donc placer les moufles au fond de l'appareil, ce qui permet de cuire un plus grand nombre de pièces à la fois.

La durée des pièces en caoutchouc n'est pas encore limitée, car plusieurs que j'ai vues, portées quatre et cinq ans, sont encore parfaitement neuves. Beaucoup de dentistes ont vu des pièces rapportées cassées : cela provient ou du trop de cuisson ou du défaut d'ajustement et d'articulations; dans d'autres cas, ce sont les dents minérales qui se détachent, les dents à pointes surtout, dont l'extrémité, fixée dans le caoutchouc, recourbée dans le principe, finit, par la pression des dents inférieures, par se redresser et sortir du caoutchouc. Pour obvier à ce grand inconvénient, nous fabriquons en ce moment des dents dont les pointes ont un double rivet, l'un dans l'émail, l'autre, plus fort, se trouve retenu dans le caoutchouc. Nous devons cette amélioration à M. Chaussard, chirurgien-dentiste à Lyon, qui nous en a suggéré l'idée, et pour laquelle nous lui réitérons ici nos remercîments.

Pour réparer une pièce en caoutchouc brisé, il suffit de faire de chaque côté de la cassure une ouverture en queue d'aronde, de rapprocher les deux fragments et fouler dans l'ouverture du caoutchouc ; à nouveau l'on met en plâtre et l'on durcit.

Pour remplacer une dent, on opère de même : faire un trou dans la pièce où se trouvait la dent arrachée, fouler de nouveau du caoutchouc, replacer la dent, mettre en plâtre et vulcaniser.

Comme la qualité du caoutchouc, sous le rapport de la dureté, est variable, chaque fabrique ayant un composé spécial, il est bon, avant de faire les pièces dentaires, d'essayer le caoutchouc à divers degrés de cuisson pour choisir celui qui donne le meilleur résultat.

BILLARD fils.

Paris, le 1er mai 1861.

Monsieur,

Nous avons l'honneur de vous informer qu'à partir de ce jour, nous cuisons les pièces en caoutchouc à raison de 1 fr. 25 par moufle.

Toute pièce apportée avant 5 heures du soir sera livrée à 7 heures le même jour régulièrement.

Les cuites auront lieu pour un comme pour dix moufles, nous avons des appareils spéciaux que vous pouvez voir fonctionner journellement, et qui peuvent contenir chacun une trentaine de moufles.

Nous tenons à votre disposition des appareils pour durcir, appareils *essayés par l'ingénieur des mines et timbrés à 6 ou 8 atmosphères* suivant le métal dont ils sont construits.

Aucun appareil n'est rendu sans avoir au préalable cuit une pièce en caoutchouc devant nous ou devant l'acquéreur dudit appareil. Nous donnons en outre l'instruction pour exécuter les pièces de prothèse de ce nouveau système avec tous les détails nécessaires à la bonne exécution des pièces.

Prix comme suit :

1o Appareil en fonte de fer, garni d'une soupape de sûreté et d'un robinet de dégagement, timbré à atmosphères...	70	»
2o Le même, avec manomètre, suivant l'ordonnance....	110	»
3o Le même, avec le fourneau pour la cuisson.........	130	«
4o Appareil de fer forgé et boulonné, soupape de sûreté, robinet de dégagement, timbré à 8 atmosphères...	110	»
5o Le même, avec manomètre, suivant l'ordonnance....	150	»
6o Le même avec son fourneau....................	100	»
7o Appareil en cuivre, soupape de sûreté, robinet de dégagement......................................	170	»
8o Le même avec manomètre, suivant l'ordonnance....	210	»
9o Le même, avec l'appareil de chauffage............	230	»
Moufles en fonte, la pièce.......................	3	»
Thermomètre, la pièce...........................	5	»
Caoutchouc, 1re qualité (couleur rouge clair), le kilo....	40	»
Gutta-percha pour empreinte, le kilo..................	24	»
Plombages de toutes sortes, l'once, depuis............	5	»
Porte-empreintes de différents modèles, la pièce........	2	»
Brosses à polir sur le tour, depuis..................	2	25

Nous venons de recevoir un grand assortiment de meules en émeri de différents grains et formes ainsi que des limes. Le tout de première qualité.

Dents minérales pour tous systèmes.

Dents à trois crampons rainure, dents à quatre crampons, dents brevetées, sans rainures, dents à grands anneaux pour caoutchouc, dents à pointes longues pour caoutchouc, dents à pointes double rivet, pour caoutchouc, dents à tube de platine, dents à tube pour pivots bois, dents à gencives pour platine, or et caoutchouc, grand assortiment de nuances et formes, molaires avec surface mâchelière s'articulant parfaitement, dents à deux pâtes dont l'une très-dure, l'autre transparente, granulées et striées imitation parfaite des dents naturelles.

Dépôt de limes à dents, à hippopotame et autres, de M. Rommelin (successeur de M. Froid). Grand choix de tableaux pour dentistes, tout montés ou exécutés sur commande.

Veuillez agréer, Monsieur, l'assurance de notre parfaite considération,

Dr BILLARD ET FILS.

Magasin rue Coquillière, 29, au coin de la rue du Bouloi
(quartier de la Banque).
Fabrique à Neuilly-sur-Seine.

P. S. — Le magasin est ouvert tous les jours de 7 heures du matin à 7 heures du soir. Fermé les dimanches et fêtes.

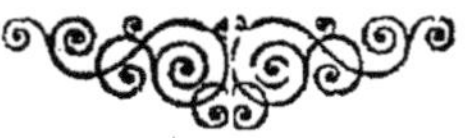

Paris. — Typ. Gaittet, rue Git-le-Cœur, 7.